妇产科临床诊疗实践

侯玉莹 著

汕頭大學出版社

图书在版编目(CIP)数据

妇产科临床诊疗实践 / 侯玉莹著. -- 汕头 : 汕头
大学出版社, 2021.1
    ISBN 978-7-5658-4227-6

    Ⅰ. ①妇… Ⅱ. ①侯… Ⅲ. ①妇产科病－诊疗 Ⅳ.
①R71

    中国版本图书馆CIP数据核字(2020)第261318号

妇产科临床诊疗实践

FUCHANKE LINCHUANG ZHENLIAO SHIJIAN

作   者: 侯玉莹

责任编辑: 胡开祥

责任技编: 黄东生

封面设计: 钟晓图

出版发行: 汕头大学出版社

地   址: 广东省汕头市大学路 243 号汕头大学校园内   邮政编码: 515063

电   话: 0754-82904613

印   刷: 廊坊市海涛印刷有限公司

开   本: 710 mm×1000 mm   1/16

印   张: 8.75

字   数: 150 千字

版   次: 2021 年 1 月第 1 版

印   次: 2025 年 1 月第 1 次印刷

定   价: 58.00 元

ISBN 978-7-5658-4227-6

前　言

随着我国经济的迅猛发展，医学领域的知识正处于不断创新中，其中妇产科诊疗学的基础理论与临床研究发展尤其迅速，新型技术与方法不断涌现。为了适应当前妇产科医学发展水平，使医务工作者更好地为临床工作服务，笔者广泛收集国内外近期文献，并结合自身临床经验，精心编写了此书。

妇产科是临床医学主要学科之一，主要研究女性生殖器官疾病的病因、病理、诊断以及属于非疾病情况下的妊娠、分娩、计划生育、健康检查等。现代分子生物学、肿瘤学、遗传学、生殖内分泌学及免疫学等医学基础理论的深入研究和临床医学诊疗检测技术的进步，拓宽和深化了妇产科学的发展，为保障妇女身体和生殖健康及防治各种妇产科疾病起着重要的作用。

本书内容丰富，资料翔实，文字叙述深入浅出，尤其突出了临床应用方面内容，不仅对从事妇产科工作的基层医师具有指导作用，对其他专业医生以及在校医学生也有一定的参考价值。

限于笔者水平，加之时间仓促，在编写过程中难免有局限性，若本书有不妥之处，敬请广大读者批评指正。

作　者

2020 年 5 月

目　录

第一章　分娩并发症

第一节　产后出血

产后出血指胎儿娩出后 24 小时内，阴道分娩者出血量多 500ml，剖宫产者是分娩严重并发症，是我国孕产妇死亡的首要原因。严重产后出血指胎儿娩出后 24 小时内出血量>1000ml；难治性产后出血指经过宫缩剂、持续性子宫按摩或按压等保守措施无法止血，需要外科手术、介入治疗甚至切除子宫的严重产后出血。国内外文献报道产后出血的发病率为 5% ~10%，但由于临床上估计的产后出血量往往比实际出血量低，因此产后出血的实际发病率更高。

【病因】

子宫收缩乏力、胎盘因素、软产道裂伤及凝血功能障碍是产后出血的主要原因。这些原因可共存、相互影响或互为因果。

（一）子宫收缩乏力

子宫收缩乏力是产后出血最常见的原因。胎儿娩出后，子宫肌纤维收缩和缩复使胎盘剥离面迅速缩小，血窦关闭，出血控制。任何影响子宫肌收缩和缩复功能的因素，均可引起子宫收缩乏力性出血。常见因素有：

1. 全身因素

产妇精神过度紧张，对分娩恐惧，体质虚弱，高龄，肥胖或合并慢性全身性疾病等。

2. 产科因素

产程延长使体力消耗过多；前置胎盘、胎盘早剥、妊娠期高血压疾病、宫腔感染等。

3. 子宫因素

①子宫过度膨胀（如多胎妊娠、羊水过多、巨大胎儿）；②子宫肌壁损伤（剖宫产史、肌瘤剔除术后、产次过多等）；③子宫病变（子宫肌瘤、子宫畸形、子宫肌纤维变性等）。

4. 药物因素

临产后过多使用镇静剂、麻醉剂或子宫收缩抑制剂等。

（二）胎盘因素

1. 胎盘滞留

胎盘多在胎儿娩出后 15 分钟内娩出，若 30 分钟后仍不排出，将导致出血。常见原因有：①膀胱充盈：使已剥离胎盘滞留宫腔；②胎盘嵌顿：宫颈内口肌纤维出现环形收缩，使已剥离的胎盘嵌顿于宫腔；③胎盘剥离不全。

2. 胎盘植入

根据侵入深度分为粘连性、植入性和穿透性胎盘植入。根据胎盘粘连或植入的面积分为部分性或完全性，部分性胎盘粘连或植入表现为胎盘部分剥离，部分未剥离，已剥离面血窦开放发生严重出血。完全性胎盘粘连与植入因胎盘未剥离而出血不多。胎盘植入可导致严重产后出血、甚至子宫破裂等，穿透性胎盘植入还可导致膀胱或直肠损伤。

3. 胎盘部分残留

指部分胎盘小叶、副胎盘或部分胎膜残留于宫腔，影响子宫收缩而出血。

（三）软产道裂伤

分娩过程中可能出现软产道裂伤而导致产后出血，软产道裂伤包括会阴、阴道和宫颈，严重裂伤者可达阴道穹隆、子宫下段甚至盆壁，导致腹膜后或阔韧带内血肿，甚至子宫破裂。导致软产道裂伤的原因有阴道手术助产、巨大胎儿分娩、急产、软产道静脉曲张、外阴水肿、软产道组织弹性差等。

（四）凝血功能障碍

任何原发或继发的凝血功能异常均能造成产后出血。原发性血小板减少、再生障碍性贫血、肝脏疾病等，因凝血功能障碍可引起手术创伤处及子宫剥离面出血。胎盘早剥、死胎、羊水栓塞、重度子痫前期等产科并发症，可引起弥散性血管内凝血（DIC），从而导致子宫大量出血。

【临床表现】

胎儿娩出后阴道流血、严重者出现失血性休克、严重贫血等相应症状。

（一）阴道流血

胎儿娩出后立即发生阴道流血，色鲜红，应考虑软产道裂伤；胎儿娩出后数分钟出现阴道流血，色暗红，应考虑胎盘因素；胎盘娩出后阴道流血较多，应考虑子宫收缩乏力或胎盘、胎膜残留；胎儿或胎盘娩出后阴道持续流血，且血液不凝，应考虑凝血功能障碍；失血导致的临床表现明显，伴阴道疼痛而阴道流血不多，应考虑隐匿性软产道损伤，如阴道血肿。

剖宫产时主要表现为胎儿胎盘娩出后胎盘剥离面的广泛出血，亦有子宫切口出血严重者。

（二）低血压症状

患者头晕、面色苍白，出现烦躁、皮肤湿冷、脉搏细数等。

【诊断】

诊断产后出血的关键在于对出血量有正确的测量和估计，错误地低估出血量将会丧失抢救时机。根据出血量明确诊断并判断原因，及早处理。

（一）估测失血量

有以下几种方法：

1. 称重法

失血量（ml）＝［胎儿娩出后接血敷料湿重（g）－接血前敷料干重（g）］/1.05（血液比重g/ml）。

2. 容积法

用产后接血容器收集血液后，放入量杯测量失血量。

3. 面积法

可按纱布血湿面积估计失血量。

4. 休克指数法（shock index，SI）

休克指数＝脉率/收缩压（mmHg），当SI＝0.5，血容量正常；SI＝1.0，失血量为10%～30%（500～1500ml）；SI＝1.5，失血量为30%～50%（1500～2500ml）；SI＝2.0，失血量为50%～70%（2500～3500ml）。

5. 血红蛋白测定

血红蛋白每下降10g/L，失血量为400～500ml。但是在产后出血的早期，由于血液浓缩，血红蛋白常无法准确反映实际的出血量。

（二）失血原因的诊断

根据阴道流血发生时间、出血量与胎儿、胎盘娩出之间的关系，能初步判断引起产后出血的原因。产后出血原因常互为因果。

1. 子宫收缩乏力

正常情况下胎盘娩出后，宫底平脐或脐下一横指，子宫收缩呈球状、质硬。子宫收缩乏力时，宫底升高，子宫质软、轮廓不清，阴道流血多。按摩子宫及应用缩宫剂后，子宫变硬，阴道流血减少或停止，可确诊为子宫收缩乏力。

2. 胎盘因素

胎儿娩出后胎盘未娩出，阴道大量流血，应考虑胎盘因素，胎盘部分剥离、嵌顿、胎盘部分粘连或植入、胎盘残留等是引起产后出血的常见原因。胎盘娩出后应常规检查胎盘及胎膜是否完整，确定有无残留。胎盘胎儿面如有断裂血管，应想到副胎盘残留的可能。徒手剥离胎盘时如发现胎盘与宫壁关系紧密，难以剥离，牵拉脐带时子宫壁与胎盘一起内陷，可能为胎盘植入，应立即停止剥离。

3. 软产道裂伤

疑有软产道裂伤时，应立即仔细检查宫颈、阴道及会阴处是否有裂伤。①宫颈裂伤：巨大儿、手术助产、臀牵引等分娩后，常规检查宫颈。裂伤常发生在宫颈3点与9点处，有时可上延至子宫下段、阴道穹隆。②阴道裂伤：检查者用中指、食指压迫会阴切口两侧，仔细查看会阴切口顶端及两侧有无损伤及损伤程度，有无活动性出血。若触及张力大、压痛明显、有波动感的肿物、且表面皮肤颜色有改变者为阴道壁血肿。③会阴裂伤：按损伤程度分为4度，Ⅰ度裂伤指会阴部皮肤及阴道入口黏膜撕裂，出血不多；Ⅱ度裂伤指裂伤已达会阴体筋膜及肌层，累及阴道后壁黏膜，向阴道后壁两侧沟延伸并向上撕裂，解剖结构不易辨认，出血较多；Ⅲ度裂伤指裂伤向会阴深部扩展，肛门外括约肌已断裂，直肠黏膜尚完整；Ⅳ度裂伤指肛门、直肠和阴道完全贯通，直肠肠腔外露，组织损伤严重，出血量可不多。

4. 凝血功能障碍

主要因为失血过多引起继发性凝血功能障碍，表现为持续阴道流血，血液不凝；全身多部位出血、身体瘀斑。根据临床表现及血小板计数、纤维蛋白原、凝血酶原时间等凝血功能检测可做出诊断。

【处理】

处理原则：针对出血原因，迅速止血；补充血容量，纠正失血性休克；防止感染。

(一) 一般处理

在寻找产后出血原因的同时需要进行一般处理。包括向有经验的助产士、产科医师、麻醉医师及重症医学医师等求助；交叉配血，通知检验科和血库做好准备；建立双静脉通道，积极补充血容量；保持气道通畅，必要时给氧；监测生命体征和出血量，留置尿管，记录尿量；进行基础的实验室检查（血常规、凝血功能及肝肾功能等）并动态监测。

(二) 针对产后出血原因的处理

1. 子宫收缩乏力

加强宫缩能迅速止血。导尿排空膀胱后可采用以下方法：

（1）按摩或按压子宫：①腹壁按摩宫底：胎盘娩出后，术者一手的拇指在前、其余四指在后，在下腹部按摩并压迫宫底，挤出宫腔内积血，按摩子宫应均匀而有节律。若效果不佳，可选用腹部-阴道双手压迫子宫法；②腹部-阴道双手压迫子宫法：一手戴无菌手套伸入阴道，握拳置于阴道前穹隆，顶住子宫前壁，另一手在腹部按压子宫后壁，使宫体前屈，两手相对紧压并均匀有节律地按摩子宫或按压子宫。注意：按摩子宫一定要有效，评价有效的标准是子宫轮廓清楚、收缩有皱褶、阴道或子宫切口出血减少。按压时间以子宫恢复正常收缩并能保持收缩状态为止，按摩时配合使用宫缩剂。

（2）应用宫缩剂：①缩宫素：是预防和治疗产后出血的一线药物，治疗产后出血的方法为：$10\sim20U$ 加入晶体液 500ml 中静脉滴注；也可缩宫素 10U 肌内注射或子宫肌层注射或宫颈注射，但 24 小时内总量应控制在 60U 内。卡贝缩宫素：为长效缩宫素九肽类似物，$100\mu g$ 缓慢静推或肌内注射，2 分钟起效，半衰期 1 小时。②麦角新碱：尽早加用马来酸麦角新碱 0.2mg 直接肌内注射或静脉推注，每隔 $2\sim4$ 小时可以重复给药。但禁用于妊娠期高血压疾病及其他心血管病变者。③前列腺素类药物：当缩宫素及麦角新碱无效或麦角禁用时加用，主要包括卡前列素氨丁三醇、米索前列醇和卡前列甲酯等，首选肌内注射。

（3）宫腔填塞：包括宫腔纱条填塞和宫腔球囊填塞。阴道分娩后宜使用球囊填塞，剖宫产术中可选用球囊填塞或纱条填塞。宫腔填塞后应密切观察出血量、宫底高度及患者生命体征，动态监测血常规及凝血功能。填塞后 24~48 小时取出，注意预防感染。同时配合强有力宫缩剂，取出纱条或球囊时亦应使用麦角新碱、卡前列素氨丁三醇等强有力宫缩剂。

（4）子宫压缩缝合术：适用于经宫缩剂和按压子宫无效者，尤适用于宫缩乏力导致的产后出血。常用 B-Lynch 缝合法，近年来出现了多种改良的子宫缝合技术，可根据不同的情况选择不同术式。

（5）结扎盆腔血管：以上治疗无效时，可行子宫动脉上、下行支结扎，必要时行髂内动脉结扎。

（6）经导管动脉栓塞术：此方法在有介入条件的医院使用。适用于保守治疗无效的难治性产后出血且患者生命体征平稳者。经股动脉穿刺插入导管至髂内动脉或子宫动脉，注入吸收性明胶海绵颗粒栓塞动脉。栓塞剂可于 2~3 周后吸收，血管复通。

（7）切除子宫：经积极抢救无效、危及产妇生命时，应尽早行次全子宫切除或全子宫切除术，以挽救产妇生命。

2. 胎盘因素

胎儿娩出后，疑有胎盘滞留时，立即作宫腔检查。若胎盘已剥离则应立即取出胎盘；若胎盘粘连，可试行徒手剥离胎盘后取出。若剥离困难疑有胎盘植入，停止剥离，根据患者出血情况及胎盘剥离面积行保守治疗或子宫切除术。

（1）保守治疗：适应于孕产妇一般情况良好，无活动性出血；胎盘植入面积小、子宫收缩好、出血量少者。可采用局部切除、经导管动脉栓塞术、米非司酮、氨甲蝶呤等治疗。保守治疗过程中应用彩色多普勒超声监测胎盘周围血流变化、观察阴道流血量，若出血增多，应行清宫术，必要时行子宫切除术。

（2）切除子宫：若有活动性出血、病情加重或恶化、穿透性胎盘植入时应切除子宫。完全性胎盘植入可无活动性出血或出血较少，此时切忌强行剥离胎盘而造成大量出血，可直接切除子宫。特别强调瘢痕子宫合并前置胎盘，尤其胎盘附着于子宫瘢痕时（即凶险性前置胎盘），临床处理较为棘手，必要时及时转诊至有条件的医院。

3. 软产道损伤

应彻底止血，缝合裂伤。宫颈裂伤<1cm且无活动性出血不需缝合；若裂伤>1cm且有活动性出血应缝合。缝合第一针应超过裂口顶端0.5cm，常用间断缝合；若裂伤累及子宫下段，可经腹修补，缝合时应避免损伤膀胱和输尿管。修补阴道和会阴裂伤时，需按解剖层次缝合各层，不留死腔，避免缝线穿透直肠黏膜。软产道血肿应切开血肿、清除积血，彻底止血、缝合，必要时可置橡皮片引流。

4. 凝血功能障碍

尽快补充凝血因子、并纠正休克。常用的血液制品包括新鲜冰冻血浆、冷沉淀、血小板等，以及纤维蛋白原或凝血酶原复合物、凝血因子等。若并发DIC应按DIC处理。

5. 失血性休克处理

（1）密切观察生命体征，保暖、吸氧、呼救，做好记录。

（2）及时快速补充血容量，有条件的医院应作中心静脉压指导输血输液。

（3）血压低时临时应用升压药物及肾上腺皮质激素，改善心、肾功能。

（4）抢救过程中随时做血气检查，及时纠正酸中毒。

（5）防治肾衰，如尿量少于25ml/h，应积极快速补充液体，监测尿量。

（6）保护心脏，出现心衰时应用强心药物同时加用利尿剂，如呋塞米20~40mg静脉滴注，必要时4小时后可重复使用。

6. 预防感染

通常给予大剂量广谱抗生素。

（三）产后出血的输血治疗

应结合临床实际情况掌握好输血指征，做到输血及时合理。血红蛋白<60g/L

几乎均需要输血，血红蛋白<70g/L 可考虑输血，若评估继续出血风险仍较大，可适当放宽输血指征。通常给予成分输血：①红细胞悬液；②凝血因子：包括新鲜冰冻血浆、冷沉淀、血小板和纤维蛋白原等。大量输血方案：最常用的推荐方案为红细胞：血浆：血小板以 1：1：1 的比例输入（如 10U 红细胞悬液+1000ml 新鲜冰冻血浆+1U 机采血小板）。有条件的医院可使用自体血液过滤后回输。

【预防】

（一） 产前预防

加强围产保健，预防及治疗贫血，对有可能发生产后出血的高危人群进行一般转诊和紧急转诊。

（二） 产时预防

密切观察产程进展，防止产程延长，正确处理第二产程，积极处理第三产程。

（三） 产后预防

因产后出血多发生在产后 2 小时内，故胎盘娩出后，密切监测生命体征，包括血压、脉搏、阴道流血量、子宫高度、膀胱充盈情况，及早发现出血和休克。鼓励产妇排空膀胱，与新生儿早接触、早吸吮，以便能反射性引起子宫收缩，减少出血量。

第二节 羊水栓塞

羊水栓塞是由于羊水进入母体血液循环，而引起的肺动脉高压、低氧血症、循环衰竭、弥散性血管内凝血以及多器官功能衰竭等一系列病理生理变化的过程。以起病急骤、病情凶险、难以预测、病死率高为临床特点，是极其严重的分娩并发症。发病率（1.9~7.7）/10万，死亡率19%~86%。

【病因】

高龄初产、经产妇、宫颈裂伤、子宫破裂、羊水过多、多胎妊娠、子宫收缩过强、急产、胎膜早破、前置胎盘、子宫破裂，剖宫产和刮宫术等可能是羊水栓塞的诱发因素。具体原因不明，可能与下列因素有关：

（一）羊膜腔内压力过高

临产后，特别是第二产程子宫收缩时羊膜腔内压力可高达 100~175mmHg，当羊膜腔内压力明显超过静脉压时，羊水有可能被挤入破损的微血管而进入母体血液循环。

（二）血窦开放

分娩过程中各种原因引起的宫颈或宫体损伤、血窦破裂，羊水可通过破损血管或胎盘后血窦进入母体血液循环。

（三）胎膜破裂

大部分羊水栓塞发生在胎膜破裂以后，羊水可从子宫蜕膜或宫颈管破损的小血管进入母体血液循环中。

【病理生理】

羊水成分进入母体循环是羊水栓塞发生的先决条件。

（一）过敏样反应

羊水中的抗原成分可引起Ⅰ型变态反应。在此反应中肥大细胞脱颗粒、异常的花生四烯酸代谢产物包括白三烯、前列腺素、血栓素等进入母体血液循环，出现过敏样反应。

（二）肺动脉高压

羊水中的有形物质形成小栓子及其刺激肺组织产生和释放血管活性物质，使肺血管反射性痉挛，致使肺动脉高压，直接使右心负荷加重，导致急性右心扩张及充血性右心衰竭；又使左心房回心血量减少，左心排出量明显减少，引起周围血液循环衰竭，使血压下降产生一系列休克症状，产妇可因重要脏器缺血而突然死亡。

（三）炎症损伤

羊水栓塞所致的炎性介质系统的突然激活，引起类似于全身炎症反应综合征。

（四）弥散性血管内凝血

是羊水栓塞的临床特点之一，甚至是唯一的临床表现，也常是最终死亡的主要原因。羊水中含大量促凝物质类似于组织凝血活酶，进入母血后易在血管内产生大量的微血栓，消耗大量凝血因子及纤维蛋白原；同时炎性介质和内源性儿茶酚胺大量释放，触发凝血级联反应，导致弥散性血管内凝血。

【临床表现】

羊水栓塞通常起病急骤、来势凶险。70%发生在阴道分娩时，19%发生在剖宫产时。大多发生在分娩前 2 小时至产后 30 分钟之间。极少发生在中孕引产、羊膜腔穿刺术中和外伤时。

（一）典型羊水栓塞

以骤然出现的低氧血症、低血压（血压与失血量不符合）和凝血功能障碍为特征，也称羊水栓塞三联征。

1. 前驱症状

30%~40%的患者会出现非特异性的前驱症状，如呼吸急促、胸痛、憋气、寒战、呛咳、头晕、乏力、心慌、恶心、呕吐、麻木、针刺样感觉、焦虑、烦躁和濒死感，胎心减速，胎心基线变异消失等。重视前驱症状有助于及时识别羊水栓塞。

2. 心肺功能衰竭和休克

出现突发呼吸困难和（或）发绀、心动过速、低血压、抽搐、意识丧失或昏迷、突发血氧饱和度下降、心电图 ST 段改变及右心受损和肺底部湿啰音等。严重者，产妇于数分钟内猝死。

3. 凝血功能障碍

出现以子宫出血为主的全身出血倾向，如切口渗血、全身皮肤黏膜出血、针眼渗血、血尿、消化道大出血等。

4. 急性肾衰竭等脏器受损

全身脏器均可受损，除心肺功能衰竭及凝血功能障碍外，中枢神经系统和肾脏是最常见受损的器官。

羊水栓塞以上临床表现有时按顺序出现，有时也可不按顺序出现，表现具有多样性和复杂性。

（二）不典型羊水栓塞

有些羊水栓塞的临床表现并不典型，仅出现低血压、心律失常、呼吸短促、抽搐、急性胎儿窘迫、心脏骤停、产后出血、凝血功能障碍或典型羊水栓塞的前驱症状。当其他原因不能解释时，应考虑羊水栓塞。

【诊断】

羊水栓塞应基于临床表现和诱发因素进行诊断，是排除性诊断。目前尚无国际统一的羊水栓塞诊断标准和实验室诊断指标。常用的诊断依据是：

（一）临床表现

出现以下表现之一：①血压骤降或心脏骤停；②急性缺氧如呼吸困难、发绀或呼吸停止；③凝血功能障碍或无法解释的严重出血。

（二）诱发因素

以上临床表现发生在阴道分娩、剖宫产、刮宫术或产后短时间内（多数发生在产后 30 分钟内）。

（三）以上临床表现不能用其他疾病解释

羊水栓塞的诊断是临床诊断，母血涂片或器官病理检查找到羊水有形成分不是诊断羊水栓塞的必需依据，即使找到羊水有形成分，如果临床表现不支持，也不能诊断羊水栓塞；如果临床表现支持羊水栓塞的诊断，即使没有找到羊水有形成分，也应诊断羊水栓塞。

血常规、凝血功能、血气分析、心肌酶谱、心电图、X 线胸片、超声心动图、血栓弹力图、血流动力学监测等有助于羊水栓塞的诊断及病情监测。

【鉴别诊断】

应逐一排除导致心力衰竭、呼吸衰竭、循环衰竭的疾病包括肺栓塞、空气栓塞、心肌梗死、心律失常、围生期心肌病、主动脉夹层、脑血管意外、药物引发的过敏性反应、输血反应、麻醉并发症（全身麻醉或高位硬膜外麻醉）、子宫破裂、胎盘早剥、子痫等。特别要注意与产后出血量未准确评估的凝血功能障碍相鉴别。

【处理】

羊水栓塞的处理原则是维持生命体征和保护器官功能。

一旦怀疑羊水栓塞，立即按羊水栓塞急救流程实施抢救，分秒必争，推荐多学科密切协作以提高抢救成功率。处理主要采取支持性和对症性方法，各种手段应尽快和同时进行。

（一）增加氧合

应立即保持气道通畅，尽早实施面罩吸氧、气管插管或人工辅助呼吸，维持氧供以避免呼吸和心搏骤停。

（二）血流动力学支持

根据血流动力学状态，保证心排出量和血压稳定，避免过度输液。

1. 维持血流动力学稳定

羊水栓塞初始阶段表现为肺动脉高压和右心功能不全。多巴酚丁胺、磷酸二酯酶-5抑制剂兼具强心和扩张肺动脉的作用，是治疗的首选药物。低血压时应予升压：多巴酚丁胺 $5 \sim 10 \mu g/$（$kg \cdot min$），静脉泵入；磷酸二酯酶-5抑制剂首剂 $25 \sim 75 \mu g/kg$ 静脉推注，然后 $1.2 \sim 3mg/h$ 泵入；去甲肾上腺素 $0.01 \sim 0.1 \mu g/$（$kg \cdot min$），静脉泵入。

2. 解除肺动脉高压

推荐使用磷酸二酯酶-5抑制剂、一氧化氮（NO）及内皮素受体拮抗剂等特异性舒张肺血管平滑肌的药物。具体用法：前列环素 $1 \sim 2ng/$（$kg \cdot h$），静脉泵入；西地那非口服，$20mg/$次，每日 3 次。也可考虑给予盐酸罂粟碱、阿托品、氨茶碱、酚妥拉明等药物。

3. 液体管理

需注意管理液体出入量，避免左心衰和肺水肿。

（三）抗过敏

应用大剂量糖皮质激素尚存在争议。基于临床实践的经验，早期使用大剂量糖皮质激素或有价值。氢化可的松 $100 \sim 200mg$ 加于 $5\% \sim 10\%$ 葡萄糖注射液

50～100ml 快速静脉滴注，再用 300～800mg 加于 5% 葡萄糖注射液 250～500ml 静脉滴注，每日剂量可达 500～1000mg；或地塞米松 20mg 加于 25% 葡萄糖注射液静脉推注后，再加 20mg 于 5%～10% 葡萄糖注射液中静脉滴注。

（四）纠正凝血功能障碍

包括：①应积极处理产后出血；②及时补充凝血因子包括输注大量的新鲜血、血浆、冷沉淀、纤维蛋白原等，必要时可静脉输注氨甲环酸；③肝素治疗羊水栓塞 DIC 的争议很大，由于 DIC 早期高凝状态难以把握，使用肝素治疗弊大于利，因此不推荐肝素治疗。

（五）全面监测

包括血压、呼吸、心率、血氧饱和度、心电图、中心静脉压、心排出量、动脉血气和凝血功能等。

（六）产科处理

羊水栓塞发生于分娩前时，应考虑立即终止妊娠，心脏骤停者应实施心肺复苏，复苏后仍无自主心跳可考虑紧急实施剖宫产。出现凝血功能障碍时，应果断快速地实施子宫切除术。

（七）器官功能

受损的对症支持治疗包括神经系统保护、稳定血流动力学、血氧饱和度和血糖维持、肝脏功能的支持、血液透析的适时应用、积极防治感染、胃肠功能维护等。

【预防】

正确使用缩宫素，防止宫缩过强。人工破膜在宫缩间歇期进行。产程中避免产伤、子宫破裂．子宫颈裂伤等。

第三节　子宫破裂

子宫破裂指在妊娠晚期或分娩期子宫体部或子宫下段发生破裂，是直接危及产妇及胎儿生命的严重并发症。

【病因】

(一) 子宫手术史 (瘢痕子宫)

是近年来导致子宫破裂的常见原因，如剖宫产术、子宫肌瘤剔除术、宫角切除术、子宫成形术后形成瘢痕，在妊娠晚期或分娩期由于宫腔内压力增高可使瘢痕破裂。前次手术后伴感染、切口愈合不良、剖宫产后间隔时间过短而再次妊娠者，临产后发生子宫破裂的风险更高。

(二) 先露部下降受阻

骨盆狭窄、头盆不称、软产道梗阻、胎位异常、巨大胎儿或胎儿畸形 (如连体婴儿等) 等均可导致胎先露下降受阻，子宫下段过分伸展变薄发生子宫破裂。

(三) 子宫收缩药物使用不当

胎儿娩出前缩宫素或其他宫缩剂的剂量、使用方法或应用指征不当，或孕妇对药物敏感性个体差异，导致子宫收缩过强所致。

(四) 产科手术损伤

宫颈口未开全时行产钳助产、中-高位产钳牵引或臀牵引术等可造成宫颈裂伤延及子宫下段；毁胎术、穿颅术可因器械、胎儿骨片损伤子宫导致破裂；肩先露行内转胎位术或强行剥离植入性胎盘或严重粘连胎盘，也可引起子宫破裂。

（五）其他

子宫发育异常或多次宫腔操作等，局部肌层菲薄导致子宫自发破裂。

【临床表现】

子宫破裂多发生于分娩期，部分发生于妊娠晚期。按其破裂程度，分为完全性破裂和不完全性破裂。子宫破裂发生通常是渐进的，多数由先兆子宫破裂进展为子宫破裂。胎儿窘迫是最常见的临床表现，大多数子宫破裂有胎心异常。子宫破裂常见的临床表现还包括：电子胎心监护（EFM）异常、宫缩间歇仍有严重腹痛、阴道异常出血、血尿、宫缩消失、孕妇心动过速、低血压、晕厥或休克、胎先露异常、腹部轮廓改变等。

（一）先兆子宫破裂

常见于产程长、有梗阻性难产因素的产妇。表现为：①子宫呈强直性或痉挛性过强收缩，产妇烦躁不安，呼吸、心率加快，下腹剧痛难忍。②因胎先露部下降受阻，子宫收缩过强，子宫体部肌肉增厚变短，子宫下段肌肉变薄拉长，在两者间形成环状凹陷，称为病理缩复环。随着产程进展，可见该环逐渐上升平脐或脐上，压痛明显。③膀胱受压充血，出现排尿困难及血尿。④因宫缩过强、过频，无法触清胎体，胎心率加快或减慢或听不清。

（二）子宫破裂

1. 不完全性子宫破裂

先兆子宫破裂时腹部外观破裂，但浆膜层完整，宫腔与腹腔不相通，胎儿及其附属物仍在宫腔内，称为不完全性子宫破裂。多见于子宫下段剖宫产切口瘢痕破裂，常缺乏先兆破裂症状，仅在不全破裂处有压痛，体征也不明显。若破裂口累及两侧子宫血管可导致急性大出血。若破裂发生在子宫侧壁阔韧带两叶之间，形成阔韧带内血肿，多有胎心率异常。

2. 完全性子宫破裂

子宫肌壁全层破裂，宫腔与腹腔相通，称为完全性子宫破裂。常发生于瞬间，产妇突感下腹一阵撕裂样剧痛，子宫收缩骤然停止。腹痛稍缓和后，因羊水、血液进入腹腔刺激腹膜，出现全腹持续性疼痛，并伴有低血容量休克的征象。全腹压痛明显、有反跳痛，腹壁下可清楚扪及胎体，子宫位于侧方，胎心胎动消失。阴道检查可有鲜血流出，胎先露部升高，开大的宫颈口缩小，若破口位置较低，部分产妇可扪及子宫下段裂口。上述表现可能继发于先兆子宫破裂的症状之后，但子宫体部瘢痕破裂多为完全性子宫破裂，常无先兆破裂的典型症状。穿透性胎盘植入者发生子宫破裂时，可表现为持续性腹痛，多伴有胎心率异常，易误诊为其他急腹症或先兆临产。

【诊断】

典型的子宫破裂根据病史、症状、体征，容易诊断。但若子宫切口瘢痕破裂，症状体征不明显，应结合前次剖宫产史、子宫下段压痛、胎心异常，胎先露部上升，宫颈口缩小等综合判断，超声检查能协助诊断。

【鉴别诊断】

（一）胎盘早剥

常伴有妊娠期高血压疾病史或外伤史，子宫呈板状硬，胎位不清，阴道流血与贫血程度不成正比；超声检查常有胎盘后血肿或胎盘明显增厚，胎儿在子宫内。

（二）难产并发宫内感染

有产程长、多次阴道检查或胎膜早破等病史，患者表现为腹痛及子宫压痛，常有体温升高和血白细胞计数增多，阴道检查胎先露部无明显改变、宫颈口无回缩。超声提示胎儿位于宫腔内、子宫无缩小。

【处理】

（一）先兆子宫破裂

应立即抑制子宫收缩：肌内注射哌替啶 100mg，或静脉全身麻醉，尽快手术。

（二）子宫破裂

在抢救休克的同时，无论胎儿是否存活均应尽快手术治疗。

1. 手术治疗

子宫破口整齐、距破裂时间短、无明显感染者，可行破口修补术。子宫破口大、不整齐、有明显感染者，应行次全子宫切除术。破口大、裂伤累及宫颈者，应行全子宫切除术。

2. 控制感染

手术前后足量足疗程使用广谱抗生素控制感染。

严重休克者应尽可能就地抢救，若必须转院，应输血、输液、抗休克后方可转送。

【预防】

（一）做好产前保健

有子宫破裂高危因素患者，提前入院待产。

（二）严密观察产程进展

警惕并尽早发现先兆子宫破裂征象并及时处理。

（三）严格掌握缩宫剂应用指征

应用缩宫素引产时，应有专人守护或监护，按规定稀释为小剂量静脉缓慢滴注，严防发生过强宫缩；应用前列腺素制剂引产应按指征进行，严密观察。

（四）正确掌握产科手术助产的指征及操作常规

阴道助产术后应仔细检查宫颈及宫腔，及时发现损伤给予修补。

第二章　产褥期与产褥期疾病

从胎盘娩出至产妇全身各器官除乳腺外恢复至正常未孕状态所需的一段时期，称产褥期，通常为6周。产褥期为女性一生生理及心理发生急剧变化的时期之一，多数产妇恢复良好，少数可能发生产褥期疾病。

第一节　正常产褥

一、产褥期母体变化

产褥期母体的变化包括全身各个系统，以生殖系统变化最为显著。

（一）生殖系统的变化

1. 子宫

产褥期子宫变化最大。在胎盘娩出后子宫逐渐恢复至未孕状态的全过程称为子宫复旧，一般为6周，其主要变化为宫体肌纤维缩复和子宫内膜的再生，同时还有子宫血管变化、子宫下段和宫颈的复原等。

（1）子宫体肌纤维缩复

子宫复旧不是肌细胞数目减少，而是肌浆中的蛋白质被分解排出，使细胞质减少致肌细胞缩小。被分解的蛋白质及其代谢产物通过肾脏排出体外。随着子宫体肌纤维不断缩复，子宫体积及重量均发生变化。胎盘娩出后，子宫体逐渐缩小，于产后1周子宫缩小至约妊娠12周大小，于产后6周恢复至妊娠前大小。子宫重量也逐渐减少，分娩结束时约为1000g，产后1周时约为500g，产后2周时约为300g，产后6周恢复至50~70g。

（2）子宫内膜再生

胎盘、胎膜从蜕膜海绵层分离并娩出后，遗留的蜕膜分为 2 层，表层发生变性、坏死、脱落，形成恶露的一部分自阴道排出；接近肌层的子宫内膜基底层逐渐再生新的功能层，内膜缓慢修复，约于产后第 3 周，除胎盘附着部位外，宫腔表面均由新生内膜覆盖，胎盘附着部位内膜完成修复需至产后 6 周。

（3）子宫血管变化

胎盘娩出后，胎盘附着面立即缩小，面积约为原来的一半。子宫复旧导致开放的子宫螺旋动脉和静脉窦压缩变窄，数小时后血管内形成血栓，出血量逐渐减少直至停止。若在新生内膜修复期间，胎盘附着面因复旧不良出现血栓脱落，可导致晚期产后出血。

（4）子宫下段及宫颈变化

产后子宫下段肌纤维缩复，逐渐恢复为非孕时的子宫峡部。胎盘娩出后的宫颈外口呈环状如袖口。于产后 2~3 日，宫口仍可容纳 2 指。产后 1 周后宫颈内口关闭，宫颈管复原。产后 4 周宫颈恢复至非孕时形态。分娩时宫颈外口常发生轻度裂伤，使初产妇的宫颈外口由产前圆形（未产型），变为产后"一"字形横裂（已产型）。

2. 阴道

分娩后阴道腔扩大，阴道黏膜及周围组织水肿，阴道黏膜皱襞因过度伸展而减少甚至消失，致使阴道壁松弛及肌张力低。阴道壁肌张力于产褥期逐渐恢复，阴道腔逐渐缩小，阴道黏膜皱襞约在产后 3 周重新显现，但阴道至产褥期结束时仍不能完全恢复至未孕时的紧张度。

3. 外阴

分娩后外阴轻度水肿，于产后 2~3 日内逐渐消退。会阴部血液循环丰富，若有轻度撕裂或会阴侧切缝合，多于产后 3~4 日内愈合。

4. 盆底组织

在分娩过程中，由于胎儿先露部长时间的压迫，使盆底肌肉和筋膜过度伸展致弹性降低，且常伴有盆底肌纤维的部分撕裂，产褥期应避免过早进行重体力劳动。若能于产褥期坚持做产后康复锻炼，盆底肌可能在产褥期内即恢复至接近未孕状态。若盆底肌及其筋膜发生严重撕裂造成盆底松弛，加之产褥期过早参加重体力劳动；或者分娩次数过多，且间隔时间短，盆底组织难以完全恢复正常，成为导致盆腔器官脱垂的重要原因。

（二）乳房的变化

妊娠期孕妇体内雌激素、孕激素、胎盘生乳素升高，使乳腺发育、乳腺体积增大、乳晕加深，为泌乳做好准备。当胎盘剥离娩出后，产妇血中雌激素、孕激素及胎盘生乳素水平急剧下降，抑制下丘脑分泌的催乳素抑制因子释放，在催乳素作用下，乳汁开始分泌。婴儿每次吸吮乳头时，来自乳头的感觉信号经传入神经到达下丘脑，通过抑制下丘脑分泌的多巴胺及其他催乳素抑制因子，使腺垂体催乳素呈脉冲式释放，促进乳汁分泌。吸吮乳头还能反射性地引起神经垂体释放缩宫素，缩宫素使乳腺腺泡周围的肌上皮收缩，使乳汁从腺泡、小导管进入输乳导管和乳窦而喷出乳汁，此过程称为喷乳反射。吸吮及不断排空乳房是保持乳腺不断泌乳的重要条件。由于乳汁分泌量与产妇营养、睡眠、情绪和健康状况密切相关，保证产妇休息、足够睡眠和营养丰富饮食，并避免精神刺激至关重要。若此期乳汁不能正常排空，可出现乳汁淤积，导致乳房胀痛及硬结形成；若乳汁不足可出现乳房空软。

（三）循环及血液系统的变化

胎盘剥离后，子宫胎盘血液循环终止且子宫缩复，大量血液从子宫涌入产妇体循环，加之妊娠期潴留的组织间液回吸收，产后 72 小时内，产妇循环血量增加 15%～25%，应注意预防心衰的发生。循环血量于产后 2～3 周恢复至未孕状态。

产褥早期血液仍处于高凝状态，有利于胎盘剥离创面形成血栓，减少产后出血量。纤维蛋白原、凝血酶、凝血酶原于产后 2～4 周内降至正常。血红蛋白水平于产后 1 周左右回升。白细胞总数于产褥早期较高，可达（15~30）×10⁹/L，一般 1~2 周恢复正常。淋巴细胞稍减少，中性粒细胞增多，血小板数量增多。红细胞沉降率于产后 3~4 周降至正常。

（四）消化系统的变化

妊娠期胃肠蠕动及肌张力均减弱，胃液中盐酸分泌量减少，产后需 1~2 周逐渐恢复。产后 1~2 日内产妇常感口渴，喜进流食或半流食。产褥期活动减少，肠蠕动减弱，加之腹肌及盆底肌松弛，容易便秘。

（五）泌尿系统的变化

妊娠期体内潴留的多量水分主要经肾脏排出，故产后 1 周内尿量增多。妊娠期发生的肾盂及输尿管扩张，产后需 2~8 周恢复正常。在产褥期，尤其在产后 24 小时内，由于膀胱肌张力降低，对膀胱内压的敏感性降低，加之外阴切口疼痛、产程中会阴部受压迫过久、器械助产、区域阻滞麻醉等均可能增加尿潴留的发生。

（六）内分泌系统的变化

产后雌激素及孕激素水平急剧下降，至产后 1 周时已降至未孕时水平。胎盘生乳素于产后 6 小时已不能测出。催乳素水平因是否哺乳而异，哺乳产妇的催乳素于产后下降，但仍高于非孕时水平，吸吮乳汁时催乳素明显增高；不哺乳产妇的催乳素于产后 2 周降至非妊娠时水平。

月经复潮及排卵时间受哺乳影响。不哺乳产妇通常在产后 6~10 周月经复潮，在产后 10 周左右恢复排卵。哺乳产妇的月经复潮延迟，有的在哺乳期间月经一直不来潮，平均在产后 4~6 个月恢复排卵。产后较晚月经复潮者，首次月经来潮前多有排卵，故哺乳产妇月经虽未复潮，却仍有受孕可能。

（七）腹壁的变化

妊娠期出现的下腹正中线色素沉着，在产褥期逐渐消退。初产妇腹壁紫红色妊娠纹变成银白色陈旧妊娠纹。腹壁皮肤受增大的妊娠子宫影响，部分弹力纤维断裂，腹直肌出现不同程度分离，产后腹壁明显松弛，腹壁紧张度需在产后6~8周恢复。

二、产褥期临床表现

产妇在产褥期的临床表现属于生理性变化。

（一）生命体征

产后体温多数在正常范围内。体温可在产后24小时内略升高，一般不超过38℃，可能与产程延长致过度疲劳有关。产后3~4日出现乳房血管、淋巴管极度充盈，乳房胀大，伴体温升高，称为泌乳热，一般持续4~16小时体温即下降，不属病态，但需排除其他原因尤其是感染引起的发热。产后脉搏在正常范围内。产后呼吸深慢，一般每分钟14~16次，是由于产后腹压降低，膈肌下降，由妊娠期的胸式呼吸变为胸腹式呼吸所致。产褥期血压维持在正常水平，变化不大。

（二）子宫复旧

胎盘娩出后，子宫圆而硬，宫底在脐下一指。产后第1日略上升至脐平，以后每日下降1~2cm，至产后1周在耻骨联合上方可触及，于产后10日子宫降至骨盆腔内，腹部检查触不到宫底。

（三）产后宫缩痛

在产褥早期因子宫收缩引起下腹部阵发性剧烈疼痛，称为产后宫缩痛。于产后1~2日出现，持续2~3日自然消失，多见于经产妇。哺乳时反射性缩宫素分泌增多使疼痛加重，不需特殊用药。

（四）恶露

产后随子宫蜕膜脱落，含有血液、坏死蜕膜等组织经阴道排出，称为恶露。

恶露有血腥味，但无臭味，持续4~6周，总量为250~500ml。因其颜色、内容物及时间不同，恶露分为三种。

1. 血性恶露

因含大量血液得名，色鲜红，量多，有时有小血块。镜下见多量红细胞、坏死蜕膜及少量胎膜。血性恶露持续3~4日。出血逐渐减少，浆液增加，转变为浆液恶露。

2. 浆液恶露

因含多量浆液得名，色淡红。镜下见较多坏死蜕膜组织、宫腔渗出液、宫颈黏液，少量红细胞及白细胞，且有细菌。浆液恶露持续10日左右，浆液逐渐减少，白细胞增多，变为白色恶露。

3. 白色恶露

因含大量白细胞，色泽较白得名，质黏稠。镜下见大量白细胞、坏死蜕膜组织、表皮细胞及细菌等。白色恶露约持续3周干净。

若子宫复旧不全或宫腔内残留部分胎盘、胎膜或合并感染时，恶露增多，血性恶露持续时间延长并有臭味。

（五）褥汗

产后1周内皮肤排泄功能旺盛，排出大量汗液，以夜间睡眠和初醒时更明显，不属病态。但要注意补充水分，防止脱水及中暑。

三、产褥期处理及保健

产褥期母体各系统变化很大，虽属生理范畴，但若处理和保健不当可转变为病理情况。

（一）产褥期处理

1. 产后2小时内的处理

产后2小时内极易发生严重并发症，如产后出血、子痫、产后心力衰竭等，故应在产房内严密观察产妇的生命体征、子宫收缩情况及阴道出血量，并注意宫底高度及膀胱是否充盈等。最好用计量方法评估阴道出血量的变化，尤其是产后出血的高危孕产妇。若发现子宫收缩乏力，应按摩子宫并同时使用子宫收缩剂。若阴道出血量虽不多，但子宫收缩不良、宫底上升者，提示宫腔内有可能积血，应挤压宫底排出积血，并持续给予子宫收缩剂。若产妇自觉肛门坠胀，提示有阴道后壁血肿的可能，应进行肛查或阴道-肛门联合检查确诊后及时给予处理。在此期间还应协助产妇首次哺乳。若产后2小时一切正常，将产妇连同新生儿送回病房，仍需勤巡视。

2. 饮食

产后1小时可让产妇进流食或清淡半流食，以后可进普通饮食。食物应富有营养、足够热量和水分。若哺乳，应多进食蛋白质、热量丰富的食物，并适当补充维生素和铁剂，推荐补充铁剂3个月。

3. 排尿与排便

产后5日内尿量明显增多，应鼓励产妇尽早自行排尿。产后4小时内应让产妇排尿。若排尿困难，除鼓励产妇起床排尿，解除怕排尿引起疼痛的顾虑外，可选用以下方法：①用热水熏洗外阴，用温开水冲洗尿道外口周围诱导排尿。热敷下腹部，按摩膀胱，刺激膀胱肌收缩。②针刺关元、气海、三阴交、阴陵泉等穴位。③肌内注射甲硫酸新斯的明，兴奋膀胱逼尿肌促其排尿，但注射此药前要排除其用药禁忌。若使用上述方法均无效时应予留置导尿。

产后因卧床休息、食物缺乏纤维素，加之肠蠕动减弱，产褥早期腹肌、盆底肌张力降低，容易发生便秘，应鼓励产妇多吃蔬菜及早日下床活动。若发生便秘，可口服缓泻剂。

4. 观察子宫复旧及恶露

应于每日同一时间手测宫底高度，以了解子宫复旧情况。测量前应嘱产妇排尿。应每日观察恶露数量、颜色及气味。若子宫复旧不良，红色恶露增多且持续时间延长时，应及早给予子宫收缩剂。若合并感染，恶露有臭味且有子宫压痛，应给予广谱抗生素控制感染。

5. 会阴处理

选用对外阴无刺激的消毒液擦洗外阴，每日 2~3 次，平时应尽量保持会阴部清洁及干燥。会阴部有水肿者，可局部进行湿热敷，产后 24 小时后可用红外线照射外阴。会阴部有缝线者，应每日检查切口有无红肿、硬结及分泌物。若伤口感染，应提前拆线引流或行扩创处理，并定时换药。

6. 观察情绪变化

经历妊娠及分娩的激动与紧张后，精神疲惫、对哺育新生儿的担心、产褥期的不适等，均可造成产妇情绪不稳定，尤其在产后 3~10 日，可表现为轻度抑郁。应帮助产妇减轻身体不适，并给予精神关怀、鼓励、安慰，使其恢复自信。抑郁严重者，应尽早诊断及干预。

7. 预防产褥中暑

产褥期因高温环境使体内余热不能及时散发，引起中枢性体温调节功能障碍的急性热病，称产褥中暑，表现为高热、水电解质紊乱，循环衰竭和神经系统功能损害等。本病虽不多见，但起病急骤，发展迅速，若处理不当可发生严重后遗症，甚至死亡。其常见原因是旧风俗习惯而要求关门闭窗，使身体处于高温、高湿状态，导致体温调节中枢功能障碍所致。临床诊断根据病情程度分为：①中暑先兆：发病前多有短暂的先兆症状。表现为口渴、多汗、心悸、恶心、胸闷、四肢无力。此时体温正常或低热；②轻度中暑：产妇体温逐渐升高达 38.5℃ 以上，随后出现面色潮红、胸闷、脉搏增快、呼吸急促、口渴、痱子满布全身；③重度中暑：产妇体温继续升高达 41~42℃，呈稽留热型，可出现面色苍白、呼吸急促、谵妄、抽搐、昏迷。若处理不及时可在数小时内因呼吸、循环衰竭而死亡。幸存者也常遗留中枢神经系统不可逆的后遗症。治疗原则是立即改变高温和不通风环境，迅速降温，及时纠正水、电解质紊乱及酸中毒。其中迅速降低体温是抢救成功的关键。正确识别产褥中暑对及时正确地处理十分重要。

（二）产褥期保健

目的是防止产后出血、感染等并发症发生，促进产后生理功能的恢复。

1. 饮食起居

合理饮食，保持身体清洁，产妇居室应清洁通风，衣着应宽大透气，注意休息。

2. 适当活动及做产后康复锻炼

产后尽早适当活动，经阴道自然分娩的产妇，产后 6~12 小时内即可起床轻微活动，于产后第 2 日可在室内随意走动。产后康复锻炼有利于体力恢复、排尿及排便，避免或减少栓塞性疾病的发生，且能使盆底及腹肌张力恢复。产后康复锻炼的运动量应循序渐进。

（三）计划生育指导

若已恢复性生活，应采取避孕措施，哺乳者以工具避孕为宜，不哺乳者可选用药物避孕。

（四）产后检查

包括产后访视和产后健康检查两部分。产妇出院后，由社区医疗保健人员在产妇出院后 3 日、产后 14 日和产后 28 日分别做 3 次产后访视，了解产妇及新生儿健康状况，内容包括：①了解产妇饮食、睡眠等一般状况；②检查乳房，了解哺乳情况；③观察子宫复旧及恶露；④观察会阴切口、剖宫产腹部切口了解产妇心理状况。若发现异常应及时给予指导。

产妇应于产后 6 周至医院常规检查，包括全身检查及妇科检查。前者主要测血压、脉搏，查血、尿常规，了解哺乳情况，若有内外科合并症或产科并发症等应作相应检查；后者主要观察盆腔内生殖器是否已恢复至非孕状态。同时应对婴儿进行检查。

第二节　母乳喂养

世界卫生组织已将帮助母亲在产后 1 小时内开始哺乳、实施 24 小时母婴同室，坚持纯母乳喂养 6 个月，提倡母乳喂养 2 年以上等纳入促进母乳喂养成功的措施之中。

（一）母乳喂养对母婴的益处

母乳喂养对母婴健康均有益。对婴儿可以提供满足其发育所需的营养，提高免疫力，促进婴儿牙齿及颜面部的发育，增加母婴感情等。对母亲可促进子宫复旧，推迟月经复潮及排卵的时间，降低母亲患乳腺癌、卵巢癌的风险等。

（二）母乳喂养的时间及方法

哺乳是一种自然行为，每次一般为 20~30 分钟，根据哺乳的环境，可采用摇篮式、环抱式、交叉式和侧卧式等姿势进行，以母婴舒服的体位进行哺乳。

哺乳前，母亲应洗手并用温开水清洁乳房及乳头。哺乳时，母亲及新生儿均应选择最舒适位置，一手拇指放在乳房上方，余四指放在乳房下方，将乳头和大部分乳晕放入新生儿口中，用手扶托乳房，防止乳房堵住新生儿鼻孔。让新生儿吸空一侧乳房后，再吸吮另一侧乳房。哺乳后佩戴合适棉质乳罩。每次哺乳后，应将新生儿抱起轻拍背部 1~2 分钟，排出胃内空气以防吐奶。乳汁确实不足时，应及时补充配方乳。如遇下列问题应及时处理：

1. 乳胀

多因乳房过度充盈及乳腺管阻塞所致。哺乳前湿热敷 3~5 分钟，并按摩乳房，频繁哺乳、排空乳房。

2. 催乳

若出现乳汁不足，鼓励乳母树立信心，指导哺乳方法，按需哺乳、夜间哺乳，适当调节饮食，喝营养丰富的肉汤。

3. 退奶

产妇不能哺乳，应尽早退奶。最简单的退奶方法是停止哺乳，必要时可辅以药物。常用的退奶药有：①生麦芽 60～90g，水煎当茶饮，每日 1 剂，连服 3～5 日；②芒硝 250g 分装两纱布袋内，敷于两乳房并包扎，湿硬时更换；③维生素 B_6 200mg，每日 3 次，连服 3～5 日。甾体激素、溴隐亭等退奶药物不推荐作为一线药。

4. 乳头皲裂

轻者可继续哺乳。哺乳前湿热敷 3～5 分钟，挤出少许乳汁，使乳晕变软，以利新生儿含吮乳头和大部分乳晕。哺乳后挤少许乳汁涂在乳头和乳晕上，短暂暴露和干燥，加强护理。皲裂严重者应停止哺乳，可挤出或用吸乳器将乳汁吸出后喂给新生儿。

（三）判断乳汁分泌量是否充足

判断母乳充足的主要标准：①每日满意的母乳喂养 8 次左右；②婴儿每日排尿 5～6 次，排便 2～4 次；③婴儿体重增长及睡眠情况良好。

（四）母乳储存的条件

无法直接哺乳，可将乳汁吸出，储存于储奶袋中，20～30℃：保存不超过 4 小时，4℃不超过 48 小时，−15～−5℃：可保存至 6 个月。

（五）不宜或暂停母乳喂养的指征

主要包括母亲患传染病急性期、严重器官功能障碍性疾病、严重的产后心理障碍和精神疾病、婴儿患有乳糖不耐受症等不宜进行母乳喂养的疾病，另外母亲酗酒、暴怒、服用对婴儿有影响的特殊药物等。

第三节　产褥感染

产褥感染指分娩及产褥期生殖道受病原体侵袭，引起局部或全身感染，其发病率约6%。产褥病率指分娩24小时以后的10日内，每日测量体温4次，间隔时间4小时，有2次体温达到或超过38℃。产褥病率常由产褥感染引起，但也可由生殖道以外感染如急性乳腺炎、上呼吸道感染、泌尿系统感染、血栓静脉炎等原因所致。

【病因】

(一) 诱因

正常女性阴道对外界致病因子侵入有一定防御能力。其对入侵病原体的反应与病原体的种类、数量、毒力和机体的免疫力有关。阴道有自净作用，羊水中含有抗菌物质。妊娠和正常分娩通常不会给产妇增加感染的机会。只有在机体免疫力与病原体毒力及数量之间平衡失调时，才会导致感染的发生。产妇体质虚弱、营养不良、孕期贫血、孕期卫生不良、胎膜早破、羊膜腔感染、慢性疾病、产科手术、产程延长、产前产后出血过多、多次宫颈检查等，均可成为产褥感染的诱因。

(二) 病原体种类

正常女性阴道内寄生大量微生物，包括需氧菌、厌氧菌、真菌、衣原体和支原体，可分为致病微生物和非致病微生物。有些非致病微生物在一定条件下可以致病称为条件病原体，但即使致病微生物也需要达到一定数量或机体免疫力下降时才会致病。

1. 需氧菌

①链球菌：以β-溶血性链球菌致病性最强，能产生致热外毒素与溶组织酶，

使病变迅速扩散导致严重感染。需氧链球菌可以寄生在阴道中，也可通过医务人员或产妇其他部位感染而进入生殖道。其临床特点为发热早，寒战，体温>38℃，心率快，腹胀，子宫复旧不良，子宫或附件区触痛，甚至并发脓毒血症。②杆菌：以大肠埃希菌、克雷伯菌属、变形杆菌属多见。这些菌常寄生于阴道、会阴、尿道口周围，能产生内毒素，是菌血症和感染性休克最常见的病原菌，在不同环境对抗生素敏感性有很大差异。③葡萄球菌：主要致病菌是金黄色葡萄球菌和表皮葡萄球菌。前者多为外源性感染，容易引起伤口严重感染，因能产生青霉素酶，易对青霉素耐药。后者存在于阴道菌群中，引起的感染较轻。

2. 厌氧菌

①革兰阳性球菌：消化链球菌和消化球菌存在于正常阴道中。当产道损伤、胎盘残留、局部组织坏死缺氧时，细菌迅速繁殖，若与大肠埃希菌混合感染，会有异常恶臭气味。②杆菌属：常见的厌氧性杆菌为脆弱类杆菌。这类杆菌多与需氧菌和厌氧性球菌混合感染，形成局部脓肿，产生大量脓液，有恶臭味。感染还可引起化脓性血栓性静脉炎，形成感染血栓，脱落后随血液循环到达全身各器官形成脓肿。③芽孢梭菌：主要是产气荚膜梭菌，产生外毒素，毒素可溶解蛋白质而能产气及溶血。产气荚膜梭菌引起感染，轻者为子宫内膜炎、腹膜炎、脓毒血症，重者引起溶血、黄疸、血红蛋白尿、急性肾衰竭、循环衰竭、气性坏疽，甚至死亡。

3. 支原体与衣原体

解脲支原体及人型支原体均可在女性生殖道内寄生，引起生殖道感染，其感染多无明显症状，临床表现轻微。

此外，沙眼衣原体、淋病奈瑟菌均可导致产褥感染。

（三）感染途径

1. 外源性感染

指外界病原体进入产道所致的感染。可通过医务人员消毒不严或被污染衣物、用具、各种手术器械及产妇临产前性生活等途径侵入机体。

2. 内源性感染

寄生于正常孕妇生殖道的微生物，多数并不致病，当抵抗力降低和（或）病原体数量、毒力增加等感染诱因出现时，由非致病微生物转化为致病微生物而引起感染。内源性感染比外源性感染更重要，因孕妇生殖道病原体不仅可导致产褥感染，而且还能通过胎盘、胎膜、羊水间接感染胎儿，导致流产、早产、胎儿生长受限、胎膜早破、死胎等。

【病理及临床表现】

发热、疼痛、异常恶露，为产褥感染三大主要症状。产褥早期发热的最常见原因是脱水，但在 2~3 日低热后突然出现高热，应考虑感染可能。由于感染部位、程度、扩散范围不同，其临床表现也不同。依感染发生部位，分为会阴、阴道、宫颈、腹部伤口、子宫切口局部感染，急性子宫内膜炎，急性盆腔结缔组织炎、腹膜炎，血栓静脉炎，脓毒血症等。

（一）急性外阴、阴道、宫颈炎

分娩时会阴部损伤导致感染，以葡萄球菌和大肠杆菌感染为主。会阴裂伤或会阴侧切伤口感染，表现为会阴部疼痛，坐位困难，可有低热。局部伤口红肿、发硬、伤口裂开，压痛明显，脓性分泌物流出，较重时可出现低热。阴道裂伤及挫伤感染表现为黏膜充血、水肿、溃疡、脓性分泌物增多。感染部位较深时，可引起阴道旁结缔组织炎。宫颈裂伤感染向深部蔓延，可达宫旁组织，引起盆腔结缔组织炎。

（二）子宫感染

包括急性子宫内膜炎、子宫肌炎。病原体经胎盘剥离面侵入，扩散至子宫蜕膜层称为子宫内膜炎，侵入子宫肌层称为子宫肌炎，两者常伴发。若为子宫内膜炎，子宫内膜充血、坏死，阴道内有大量脓性分泌物且有臭味。若为子宫肌炎，腹痛，恶露增多呈脓性，子宫压痛明显，子宫复旧不良，可伴发高热、寒战、头痛，白细胞明显增高等全身感染症状。

（三）急性盆腔结缔组织炎和急性输卵管炎

病原体沿宫旁淋巴和血行达宫旁组织，出现急性炎性反应而形成炎性包块，同时波及输卵管，形成急性输卵管炎。临床表现为下腹痛伴肛门坠胀，可伴寒战、高热、脉速、头痛等全身症状。体征为下腹明显压痛、反跳痛、肌紧张；宫旁一侧或两侧结缔组织增厚、压痛和（或）触及炎性包块，严重者整个盆腔形成"冰冻骨盆"。淋病奈瑟菌沿生殖道黏膜上行感染，达输卵管与盆腹腔，形成脓肿后，高热不退。患者白细胞持续增高，中性粒细胞明显增多，核左移。

（四）急性盆腔腹膜炎及弥漫性腹膜炎

炎症继续发展，扩散至子宫浆膜，形成盆腔腹膜炎。继而发展成弥漫性腹膜炎，全身中毒症状明显，高热、恶心、呕吐、腹胀，检查时下腹部明显压痛、反跳痛。腹膜面分泌大量渗出液，纤维蛋白覆盖引起肠粘连，也可在直肠子宫陷凹形成局限性脓肿，若脓肿波及肠管与膀胱，会出现腹泻、里急后重与排尿困难。急性期治疗不彻底可发展成盆腔炎性疾病后遗症而导致不孕。

（五）血栓性静脉炎

盆腔内血栓性静脉炎常侵及子宫静脉、卵巢静脉、髂内静脉、髂总静脉及阴道静脉，厌氧菌为常见病原体。病变单侧居多，产后1~2周多见，表现为寒战、高热，症状可持续数周或反复发作。局部检查不易与盆腔结缔组织炎相鉴别。下肢血栓性静脉炎常继发于盆腔静脉炎，多发生在股静脉、腘静脉及大隐静脉，表现为弛张热，下肢持续性疼痛，局部静脉压痛或触及硬索状，使血液回流受阻，引起下肢水肿，皮肤发白，习称"股白肿"。病变轻时无明显阳性体征，彩色多普勒超声检查可协助诊断。

（六）脓毒血症

感染血栓脱落进入血液循环可引起菌血症，继续发展可并发脓毒血症和迁徙性脓肿（肺脓肿、肾脓肿）。若病原体大量进入血液循环，繁殖并释放毒素，可形成严重脓毒血症、感染性休克或及多器官功能衰竭，表现为持续高热、寒战、全身明显中毒症状、多器官受损，甚至危及生命。

【诊断】

（一）病史

详细询问病史及分娩全过程，对产后发热者，首先考虑为产褥感染，再排除引起产褥病率的其他疾病。

（二）全身及局部检查

仔细检查腹部、盆腔及会阴伤口，确定感染部位和严重程度。

（三）辅助检查

超声检查、CT、磁共振等检测手段能够对感染形成的炎性包块、脓肿，做出定位及定性诊断。检测血清 C-反应蛋白升高，有助于早期诊断感染。

（四）确定病原体

通过宫腔分泌物、脓肿穿刺物、后穹隆穿刺物做细菌培养和药物敏感试验，必要时需做血培养和厌氧菌培养。病原体抗原和特异抗体检测可以作为快速确定病原体的方法。

【鉴别诊断】

主要与上呼吸道感染、急性乳腺炎、泌尿系统感染相鉴别。

【处理】

一旦诊断产褥感染，原则上应给予广谱、足量、有效抗生素，并根据感染的病原体调整抗生素治疗方案。对脓肿形成或宫内残留感染组织者，应积极进行感染灶的处理。

（一）支持疗法

加强营养并补充足够维生素，增强全身抵抗力，纠正水、电解质失衡。病情严重或贫血者，多次少量输新鲜血或血浆，以增加抵抗力。取半卧位，利于恶露引流或使炎症局限于盆腔。

（二）胎盘、胎膜残留处理

在有效抗感染同时，清除宫腔内残留物。患者急性感染伴发高热，应有效控制感染，同时行宫内感染组织的钳夹术，在感染彻底控制、体温正常后，再彻底清宫，避免因刮宫引起感染扩散、子宫内膜破坏和子宫穿孔。

（三）应用抗生素

未能确定病原体时，应根据临床表现及临床经验，选用广谱高效抗生素。然后依据细菌培养和药敏试验结果，调整抗生素种类和剂量，保持有效血药浓度。当中毒症状严重者，短期加用适量的肾上腺皮质激素，提高机体应激能力。

（四）抗凝治疗

血栓静脉炎时，应用大量抗生素同时，可加用肝素，即 150U/（kg·d）肝素加入 5% 葡萄糖液 500ml 静脉滴注，每 6 小时 1 次，体温下降后改为每日 2 次，连用 4~7 日；尿激酶 40 万 U 加入 0.9% 氯化钠注射液或 5% 葡萄糖注射液 500ml，静脉滴注 10 日。用药期间监测凝血功能。同时，还可口服双香豆素、阿司匹林等其他抗凝药物。

（五）手术治疗

会阴伤口或腹部切口感染，应及时切开引流；盆腔脓肿可经腹或后穹隆穿刺或切开引流；子宫严重感染，经积极治疗无效，炎症继续扩展，出现不能控制的出血、脓毒血症或及感染性休克时，应及时行子宫切除术，清除感染源，挽救患者生命。

【预防】

加强妊娠期卫生宣传，临产前 2 个月避免性生活及盆浴，加强营养，增强体质。保持外阴清洁。及时治疗外阴阴道炎及宫颈炎症。避免胎膜早破、滞产、产道损伤与产后出血。接产严格无菌操作，正确掌握手术指征。消毒产妇用物。必要时给予广谱抗生素预防感染。

第四节　晚期产后出血

分娩 24 小时后，在产褥期内发生的子宫大量出血，称晚期产后出血。以产后 1~2 周发病最常见，亦有迟至产后 2 月余发病者。阴道出血多为少量或中等量，持续或间断；亦可表现为大量出血，同时有血凝块排出。产妇可伴有寒战、低热，且常因失血过多导致贫血或失血性休克。

【病因与临床表现】

（一）胎盘、胎膜残留

为阴道分娩后晚期产后出血最常见的原因，多发生于产后 10 日左右，黏附在宫腔内的残留胎盘组织发生变性、坏死、机化，当坏死组织脱落时，暴露基底部血管，引起大量出血。临床表现为血性恶露持续时间延长，以后反复出血或突然大量流血。检查发现子宫复旧不全，宫口松弛，有时可见有残留组织。

（二）蜕膜残留

蜕膜多在产后一周内脱落，并随恶露排出。若蜕膜剥离不全，长时间残留，影响子宫复旧，继发子宫内膜炎症，引起晚期产后出血。临床表现与胎盘残留不易鉴别，宫腔刮出物病理检查可见坏死蜕膜，混以纤维素、玻璃样变的蜕膜细胞和红细胞，但不见绒毛。

（三）子宫胎盘附着面复旧不全

胎盘娩出后其附着面迅速缩小，附着部位血管即有血栓形成，继而血栓机化，出现玻璃样变，血管上皮增厚，管腔变窄、堵塞。胎盘附着部边缘有内膜向内生长，底蜕膜深层残留腺体和内膜重新生长，子宫内膜修复，此过程需6~8周。若胎盘附着面复旧不全可引起血栓脱落，血窦重新开放，导致子宫出血。多发生在产后2周左右，表现为突然大量阴道流血，检查发现子宫大而软，宫口松弛，阴道及宫口有血凝块。

（四）感染

以子宫内膜炎症多见。感染引起胎盘附着面复旧不良和子宫收缩欠佳，血窦关闭不全导致子宫出血。

（五）剖宫产术后子宫切口愈合不良

引起切口愈合不良造成出血的原因主要有：

1. 子宫下段横切口两端切断子宫动脉向下斜行分支，造成局部供血不足术中止血不良，形成局部血肿或局部感染组织坏死，致使切口不愈合。多次剖宫产切口处菲薄，瘢痕组织多造成局部供血不足，影响切口愈合。因胎头位置过低，取胎头时造成切口向下延伸撕裂，因伤口对合不好而影响愈合。

2. 横切口选择过低或过高

①横切口过低，宫颈侧以结缔组织为主，血供较差，组织愈合能力差，且靠近阴道，增加感染机会；②横切口过高，切口上缘宫体肌组织与切口下缘子宫下段肌组织厚薄相差大，缝合时不易对齐，愈合不良。

3. 缝合不当

组织对位不佳；手术操作粗暴；出血血管缝扎不紧；切口两侧角部未将回缩血管缝扎形成血肿；缝扎组织过多过密，切口血液循环供应不良等，均可导致切口愈合不良。

4. 切口感染

因子宫下段横切口与阴道靠近，术前有胎膜早破、产程延长、多次阴道检查、前置胎盘、术中出血多或贫血，易发生切口感染。

上述因素均可导致子宫切口愈合不良，缝线溶解脱落后血窦重新开放，出现大量阴道流血，甚至休克。

（六）其他

产后子宫滋养细胞肿瘤、子宫黏膜下肌瘤、子宫颈癌等，均可引起晚期产后出血。

【诊断】

（一）病史

若为阴道分娩，应注意产程进展及产后恶露变化，有无反复或突然阴道出血病史；若为剖宫产，应了解手术指征、术式及术后恢复情况。

（二）症状和体征

1. 阴道出血

胎盘胎膜残留、蜕膜残留引起的阴道出血多在产后 10 日内发生。胎盘附着部位复旧不良常发生在产后 2 周左右，可以反复多次阴道出血，也可突然大量阴道流血。剖宫产子宫切口裂开或愈合不良所致的阴道流血，多在术后 2~3 周发生，常常是子宫突然大量出血，可导致失血性休克。

2. 腹痛和发热

常合并感染，伴发恶露增加，恶臭。

3. 全身症状

继发性贫血，严重者因失血性休克危及生命。

4. 体征

子宫复旧不良可扪及子宫增大、变软，宫口松弛，有时可触及残留组织和血块，伴有感染者子宫明显压痛。

（三）辅助检查

1. 血常规

了解贫血和感染情况。

2. 超声检查

了解子宫大小、宫腔有无残留物、子宫切口愈合及切口周围血肿等情况。

3. 病原体和药敏试验

宫腔分泌物培养、发热时行血培养，选择有效广谱抗生素。

4. 血 hCG 测定

有助于排除胎盘残留及绒毛膜癌。

5. 病理检查

宫腔刮出物或子宫切除标本，应送病理检查。

【处理】

针对病因进行处理。

（一）少量或中等量阴道流血

应给予广谱抗生素、子宫收缩剂及支持疗法。

（二）疑有胎盘、胎膜、蜕膜残留者

静脉输液、备血及准备手术的条件下清宫术，操作应轻柔，以防子宫穿孔。刮出物应送病理检查，以明确诊断。术后继续给予抗生素及子宫收缩剂。

（三）疑剖宫产子宫切口裂开者

仅少量阴道出血也应住院，给予广谱抗生素及支持疗法，密切观察病情变化；若阴道出血量多，可行剖腹探查或腹腔镜检查。若切口周围组织坏死范围小、炎症反应轻微，可行清创缝合及髂内动脉、子宫动脉结扎止血；若为切口假性动脉瘤形成，首选髂内动脉或选择性子宫动脉栓塞术；若组织坏死范围大，酌情行次全子宫切除术或全子宫切除术。

（四）肿瘤引起的阴道出血

应按肿瘤性质、部位做相应处理。

【预防】

（一）产后应仔细检查胎盘、胎膜

注意是否完整，若有残缺应及时取出。在不能排除胎盘残留时应行宫腔

探查。

（二）剖宫产时合理选择切口位置

避免子宫下段横切口两侧角部撕裂并合理缝合。

（三）严格无菌操作

术后应用抗生素预防感染。

第五节 产褥期抑郁症

产褥期抑郁症是产褥期精神障碍的一种常见类型，主要表现为产褥期持续和严重的情绪低落以及一系列症候，如动力减低、失眠、悲观等，甚至影响对新生儿的照料能力。其发病率国外报道约为30%，通常在产后2周内出现症状。

【临床表现】

主要表现有：①情绪改变：心情压抑、沮丧、情绪淡漠，甚至焦虑、恐惧、易怒，夜间加重；有时表现为孤独、不愿见人或伤心、流泪。②自我评价降低：自暴自弃、自罪感，对身边的人充满敌意，与家人、丈夫关系不协调。③创造性思维受损，主动性降低。④对生活缺乏信心，觉得生活无意义，出现厌食、睡眠障碍、易疲倦、性欲减退。严重者甚至绝望、有自杀或杀婴倾向，有时陷于错乱或昏睡状态。

【诊断】

产褥期抑郁症至今尚无统一的诊断标准。许多产妇有不同程度的抑郁表现，但大多数能通过心理疏导而缓解。根据美国精神病学会（American Psychiatric Association，APA，1994年）在《精神疾病的诊断与统计手册》（DSM-IV）中制定的标准，产褥期抑郁症诊断标准如表2-1所示。

表2-1 产褥期抑郁症的诊断标准

1. 在产后2周内出现下列5条或5条以上的症状,必须具备(1)(2)两条

    1. 情绪抑郁

    2. 对全部或多数活动明显缺乏兴趣或愉悦

    3. 体重显著下降或增加

    4. 失眠或睡眠过度

    5. 精神运动性兴奋或阻滞

    6. 疲劳或乏力

    7. 遇事均感毫无意义或有自罪感

    8. 思维能力减退或注意力不集中

    9. 反复出现想死亡的想法

2. 在产后4周内发病

【鉴别诊断】

需排除器质性精神障碍或精神活性物质和非成瘾物质所致抑郁。

【处理】

包括心理治疗和药物治疗。

(一)心理治疗

为重要的治疗手段。包括心理支持、咨询与社会干预等。通过心理咨询,解除致病的心理因素(如婚姻关系紧张、想生男孩却生女孩、既往有精神障碍史等)。为产褥期产妇提供更多的情感支持及社会支持,指导产妇对情绪和生活进行自我调节,尽量调整好家庭关系,指导其养成良好的睡眠习惯。

(二)药物治疗

适用于中重度抑郁症及心理治疗无效患者。应在专科医师指导下用药为宜,

可根据以往疗效及患者特点个性化选择药物。首选 5-羟色胺再吸收抑制剂，尽量选用不进入乳汁的抗抑郁药。

1. 5-羟色胺再吸收抑制剂

①盐酸帕罗西汀：起始量和有效量为 20mg，每日早餐时 1 次，2~3 周后，若疗效不佳且副作用不明显，可以 10mg 递增，最大剂量 50mg（体弱者 40mg），每日 1 次。肝肾功能不全患者慎用。注意不宜骤然停药。②盐酸舍曲林：口服，开始每日 50mg，每日 1 次，与食物同服。数周后增至每日 100~200mg。常用剂量为每日 50~100mg，最大剂量为每日 150~200mg（此量不得连续应用超 8 周以上）。需长期应用者，需用最低有效量。

2. 三环类抗抑郁药

阿米替林，常用量开始一次 25mg，每日 2~3 次，然后根据病情和耐受情况逐渐增至每日 150~250mg，分 3 次口服，最高剂量一日不超过 300mg，维持量每日 50~150mg。

【预防】

产褥期抑郁症的发生受社会因素、心理因素及妊娠因素的影响，故应加强对孕产妇的精神关怀，利用孕妇学校等多种渠道普及有关妊娠、分娩常识，减轻孕产妇对妊娠、分娩的紧张、恐惧心情，完善自我保健。运用医学心理学、社会学知识对产妇在分娩过程中多加关心和爱护，对预防产褥期抑郁症有价值。产褥期抑郁症早期诊断困难，产后进行自我问卷调查（如 Edinburgh 产褥期抑郁量表）对于早期发现和诊断产褥期抑郁症很有帮助。对出现 3 条或以上的症状者可纳入产后抑郁症的高危人群进行家庭和医院的提前干预。

【预后】

本病预后良好，约 70% 患者于 1 年内治愈，极少数患者持续 1 年以上。再次妊娠复发率约 20%。其下一代认知能力可能受一定影响。

第三章　妇科病史及检查

病史采集和体格检查是诊断疾病的主要依据，也是妇科临床实践的基本技能。妇科检查更是妇科所特有的检查方法。在书写妇科病历时，不仅要熟悉有关妇科病史的采集方法，还要通过不断临床实践，逐步掌握妇科检查技术。本章除介绍妇科病史的采集和妇科检查方法外，还重点列举妇科疾病常见症状的鉴别要点。

第一节　妇科病史

采集病史是医师诊治患者的第一步，也是医患沟通、建立良好医患关系的重要时机。要重视沟通技巧的培养。

（一）病史采集方法

为正确判断病情，要细致询问病情和耐心聆听陈述。有效的交流是对患者所患疾病正确评估和处理的基础，能增加患者的满意度和安全感，不仅使采集到的病史完整、准确，也可减少医疗纠纷的发生。采集病史时，应做到态度和蔼、语言亲切。询问病史应有目的性，切勿遗漏关键性的病史内容，以免造成漏诊或误诊。采用启发式提问，但应避免暗示和主观臆测。对危重患者在初步了解病情后，应立即抢救，以免贻误治疗。对外院转诊者，应索阅病情介绍作为重要参考资料。对自己不能口述的危重患者，可询问最了解其病情的家属或亲友。要考虑患者的隐私，遇有不愿说出真情（如性生活史）者，不宜反复追问，可先行体格检查和辅助检查，待明确病情后再予补充。

（二）病史内容

1. 一般项目

包括患者姓名、性别、年龄、籍贯、职业、民族、婚姻、住址、入院日期、病史记录日期、病史陈述者、可靠程度。若非患者陈述，应注明陈述者及其与患者的关系。

2. 主诉

指促使患者就诊的主要症状（或体征）与持续时间。要求通过主诉初步估计疾病的大致范围。力求简明扼要，通常不超过 20 字。妇科临床常见症状有外阴瘙痒、阴道流血、白带增多、闭经、不孕、下腹疼痛、下腹包块等。如患者有停经、阴道流血及腹痛 3 种主要症状，应按其发生时间的顺序，将主诉书写为：停经 x 日，阴道流血 x 日，腹痛 x 小时。若患者无任何自觉症状，仅检查时发现子宫肌瘤，主诉应写为：检查发现"子宫肌瘤"x 日。

3. 现病史

指患者本次疾病发生、演变和诊疗全过程，为病史的主要组成部分，应以主诉症状为核心，按时间顺序书写。包括起病时间、主要症状特点、有无诱因、伴随症状、发病后诊疗情况及结果，睡眠、饮食、体重及大小便等一般情况的变化，以及与鉴别诊断有关的阳性或阴性资料等。与本次疾病虽无紧密关系，但仍需治疗的其他疾病以及用药情况，可在现病史后另起一段记录。

4. 月经史

包括初潮年龄、月经周期及经期持续时间、经量、经期伴随症状。如 11 岁初潮，周期 28~30 日，持续 4 日，可简写为 $11\dfrac{4}{28\sim30}$。经量可问每日更换卫生巾次数，有无血块，经血颜色，伴随症状包括经期有无不适，有无痛经及疼痛部位、性质、程度以及痛经起始和消失时间。常规询问并记录末次月经（LMP）起始日期及其经量和持续时间，若其流血情况不同于以往正常月经时，还应问准末前次月经（PMP）起始日期。绝经后患者应询问绝经年龄，绝经后有无阴道流血、阴道分泌物增多等。

5. 婚育史

婚次及每次结婚年龄，是否近亲结婚（直系血亲及三代旁系血亲），男方健康状况，有无性病史及双方性生活情况等。有多个性伴侣者，性传播疾病及子宫颈癌的风险增加，应问清性伴侣情况。生育史包括足月产、早产及流产次数以及现存子女数，以4个阿拉伯数字顺序表示。如足月产1次，无早产，流产1次，现存子女1人，可记录为1-0-1-1，或仅用孕2产1（G_2P_1）表示。记录分娩方式，有无难产史，新生儿出生情况，有无产后出血或产褥感染；询问人工流产或自然流产及妊娠终止时间，异位妊娠或葡萄胎及治疗方法，生化妊娠史，末次分娩或流产日期。采用何种避孕措施及其效果，有无阴道炎、盆腔炎史，炎症类型和治疗情况。

6. 既往史

指患者过去的健康和疾病情况。内容包括以往健康状况、疾病史、传染病史、预防接种史（HPV疫苗接种史）、手术外伤史、输血史、药物过敏史。为避免遗漏，可按全身各系统依次询问。若患过某种疾病，应记录疾病名称、患病时间及诊疗转归。

7. 个人史

生活和居住情况，出生地和曾居住地区，有无烟、酒嗜好。有无毒品使用史。

8. 家族史

父母、兄弟、姐妹及子女健康状况。家族成员有无遗传性疾病（如血友病、白化病等）、可能与遗传有关的疾病（如糖尿病、高血压、乳腺癌、卵巢癌等）及传染病（如结核等）。

第二节　体格检查

体格检查应在采集病史后进行。检查范围包括全身检查、腹部检查和妇科检查。除病情危急外，应按下列先后顺序进行。不仅要记录与疾病有关的重要体征，还要记录有鉴别意义的阴性体征。体格检查完成后，应及时告知患者或家属检查结果。

一、全身检查

常规测量体温、脉搏、呼吸及血压，必要时测量体重和身高。其他检查项目包括患者神志、精神状态、面容、体态、全身发育及毛发分布情况、皮肤、浅表淋巴结（特别是左锁骨上淋巴结和腹股沟淋巴结）、头部器官、颈（注意甲状腺是否肿大）、乳房（注意其发育、皮肤有无凹陷、有无包块、分泌乳汁或液体）、心、肺、脊柱及四肢。

二、腹部检查

为妇科疾病体格检查的重要组成部分，应在妇科检查前进行。视诊观察腹部有无隆起或呈蛙腹状，腹壁有无瘢痕、静脉曲张、妊娠纹、腹壁疝、腹直肌分离等。扪诊腹壁厚度，肝、脾、肾有无增大及压痛，腹部有无压痛、反跳痛和肌紧张，能否扪到包块。扪到包块时，应描述包块部位、大小（以 cm 为单位表示或相当于妊娠月份表示，如包块相当于妊娠×个月大）、形状、质地、活动度、表面是否光滑或有高低不平隆起以及有无压痛等。叩诊时注意鼓音和浊音分布范围，有无移动性浊音。必要时听诊了解肠鸣音情况。若合并妊娠，应检查腹围、子宫底高度、胎位、胎心及胎儿大小等。

三、妇科检查

妇科检查，国外一般称盆腔检查，包括外阴、阴道、宫颈、宫体及双侧附件检查。

（一）基本要求

（1）医师应关心体贴患者，做到态度和蔼、语言亲切、检查仔细、动作轻柔。检查前告知患者妇科检查可能引起不适，不必紧张并尽可能放松腹肌。

（2）除尿失禁患者外，检查前应排空膀胱，必要时导尿。大便充盈者应于排便或灌肠后检查。

（3）为避免交叉感染，置于臀部下面的垫单或纸单应一人一换，一次性使用。

（4）患者取膀胱截石位。臀部置于台缘，头部略抬高，两手平放于身旁，以使腹肌松弛。检查者面向患者，立在患者两腿之间。不宜搬动的危重患者，可在病床上检查。

（5）应避免于经期做妇科检查。若为阴道异常流血则必须检查。检查前消毒外阴，使用无菌手套及器械，以防发生感染。

（6）对无性生活史者，禁作阴道窥器检查及双合诊检查，应行直肠－腹部诊。确有检查必要时，应先征得患者及其家属同意后，方可作阴道窥器检查或双合诊检查。

（7）疑有盆腔内病变的腹壁肥厚、高度紧张不合作患者，若双合诊检查不满意时，应行超声检查，必要时可在麻醉下进行检查。

（二）检查方法及步骤

1. 外阴部检查

观察外阴发育及阴毛多少和分布情况（女性型或男性型），有无畸形、皮炎、溃疡、赘生物或肿块，注意皮肤和黏膜色泽或色素减退及质地变化，有无增厚、变薄或萎缩。分开小阴唇，暴露阴道前庭观察尿道口和阴道口。查看尿道口周围黏膜色泽及有无赘生物。无性生活的处女膜一般完整未破，其阴道口勉强可容食指；已有性生活的阴道口能容两指通过；经产妇的处女膜仅余残痕或可见会阴后-侧切瘢痕。检查时还应让患者用力向下屏气，观察有无阴道前后壁膨出、子宫脱垂或尿失禁等。

2. 阴道窥器检查

使用阴道窥器检查阴道和宫颈时，要注意阴道窥器的结构特点。

（1）放置和取出：临床常用鸭嘴形阴道窥器，可以固定，便于阴道内治疗操作。阴道窥器有大小之分，根据阴道宽窄选用。当放置窥器时，应先将其前后两叶前端并合，表面涂润滑剂以利插入，避免损伤。若拟作宫颈细胞学检查或取阴道分泌物作涂片检查时，不应用润滑剂，改用生理盐水润滑，以免影响涂片质量。放置窥器时，检查者用一手拇指、食指将两侧小阴唇分开，另一手将窥器避开敏感的尿道周围区，斜行沿阴道侧后壁缓慢插入阴道内，边推进边将窥器两叶转正并逐渐张开，暴露宫颈、阴道壁及穹隆部，然后旋转窥器，充分暴露阴道各壁。取出窥器前，先将前后叶合拢再沿阴道侧后壁缓慢取出。

（2）视诊：①检查阴道：观察阴道前后壁和侧壁及穹隆黏膜颜色、皱襞多少，是否有阴道隔或双阴道等先天畸形，有无溃疡、赘生物或囊肿等。注意阴道内分泌物量、性质、色泽，有无臭味。阴道分泌物异常者应作滴虫、假丝酵母菌、淋病奈瑟菌及线索细胞等检查。②检查宫颈：暴露宫颈后，观察宫颈大小、颜色、外口形状，有无出血、肥大、糜烂样改变、撕裂、外翻、腺囊肿、息肉、赘生物，宫颈管内有无出血或分泌物。同时可采集宫颈外口鳞-柱交接部脱落细胞作宫颈细胞学检查和 HPV 检测。

3. 双合诊

是妇科检查中最重要的项目。检查者一手的两指或一指放入阴道，另一手在腹部配合检查，称为双合诊。目的在于检查阴道、宫颈、宫体、输卵管、卵巢、宫旁结缔组织以及骨盆腔内壁有无异常。

检查方法：检查者戴无菌手套，一手示、中两指蘸润滑剂，顺阴道后壁轻轻插入，检查阴道通畅度、深度、弹性，有无畸形、瘢痕、肿块及阴道穹隆情况。再扪触宫颈大小、形状、硬度及外口情况，有无接触性出血。随后检查子宫体，将阴道内两指放在宫颈后方，另一手掌心朝下手指平放在患者腹部平脐处，当阴道内手指向上向前方抬举宫颈时，腹部手指往下往后按压腹壁，并逐渐向耻骨联合部位移动，通过内、外手指同时分别抬举和按压，相互协调，即能扪清子宫位置、大小、形状、软硬度、活动度及有无压痛。子宫位置一般是前倾略前屈。"倾"指宫体纵轴与身体纵轴的关系。若宫体朝向耻骨，称为前倾；当宫体朝向骶骨，称为后倾。"屈"指宫体与宫颈间的关系。若两者间的纵轴形成的角度朝向前方，称为前屈，形成的角度朝向后方，称为后屈。扪清子宫后，将阴道内两指由宫颈后方移至一侧穹隆部，尽可能往上向盆腔深部扪触；与此同时，另一手从同侧下腹壁髂嵴水平开始，由上往下按压腹壁，与阴道内手指相互对合，以触摸该侧附件区有无肿块、增厚或压痛。若扪及肿块，应查清其位置、大小、形状、软硬度、活动度、与子宫的关系以及有无压痛等。正常卵巢偶可扪及，触后稍有酸胀感，正常输卵管不能扪及。

4. 三合诊

经直肠、阴道、腹部联合检查，称为三合诊。方法是双合诊结束后，一手食指放入阴道，中指插入直肠，其余检查步骤与双合诊时相同，是对双合诊检查不足的重要补充。通过三合诊能扪清后倾或后屈子宫大小，发现子宫后壁、宫颈旁、直肠子宫陷凹、宫骶韧带和盆腔后部病变，估计盆腔内病变范围，及其与子宫或直肠的关系，特别是癌肿与盆壁间的关系，以及扪诊阴道直肠隔、骶骨前方或直肠内有无病变。所以三合诊在生殖器肿瘤、结核、子宫内膜异位症、炎症的检查时尤显重要。

5. 直肠-腹部诊

检查者一手食指伸入直肠，另一手在腹部配合检查，称为直肠-腹部诊。适用于无性生活史、阴道闭锁或有其他原因不宜行双合诊的患者。

行双合诊、三合诊或直肠-腹部诊时，除应按常规操作外，掌握下述各点有利于检查的顺利进行：①当两手指放入阴道后，患者感疼痛不适时，可单用食指替代双指进行检查；②三合诊时，在将中指伸入肛门时，嘱患者像解大便一样用力向下屏气，使肛门括约肌自动放松，可减轻患者疼痛和不适感；③若患者腹肌紧张，可边检查边与患者交谈，使其张口呼吸而使腹肌放松；④当检查者无法查明盆腔内解剖关系时，继续强行扪诊，不但患者难以耐受，且往往徒劳无益，此时应停止检查。待下次检查时，多能获得满意结果。

（三）记录

妇科检查结束后，应将检查结果按解剖部位先后顺序记录：

1. 外阴

发育情况及婚产式（未婚、已婚未产或经产）。有异常发现时，应详加描述。

2. 阴道

是否通畅，黏膜情况，分泌物量、色、性状及有无气味。

3. 宫颈

大小、硬度，有无糜烂样改变、撕裂、息肉、腺囊肿，有无接触性出血、举痛及摇摆痛等。

4. 宫体

位置、大小、硬度、活动度，表面是否平整、有无突起，有无压痛等。

5. 附件

有无块物、增厚或压痛。若扪及块物，记录其位置、大小、硬度，表面光滑与否，活动度，有无压痛以及与子宫及盆壁关系。左右两侧情况分别记录。

实验室和特殊检查摘录已有的实验室和特殊检查结果，外院检查结果应注明医院名称和检查日期。

第三节　妇科疾病常见症状的鉴别

妇科疾病的常见症状有阴道流血、白带异常、下腹疼痛、外阴瘙痒及下腹肿块等，掌握这些症状的鉴别要点对妇科疾病的诊治极为重要。

一、阴道流血

为最常见的主诉之一。女性生殖道任何部位，包括阴道、宫颈、宫体及输卵管均可发生出血。虽然绝大多数出血来自宫体，但不论其源自何处，除正常月经外，均称"阴道流血"。

（一）原因

引起阴道流血的常见原因有：

1. 与妊娠有关的子宫出血

常见的有流产、异位妊娠、葡萄胎、产后胎盘部分残留和子宫复旧不全等。

2. 生殖器炎症

如阴道炎、急性子宫颈炎、宫颈息肉和子宫内膜炎等。

3. 生殖器良性病变

如子宫内膜息肉、子宫腺肌病、子宫内膜异位症等。

4. 生殖器肿瘤

子宫肌瘤是引起阴道流血的常见良性肿瘤，分泌雌激素的卵巢肿瘤也可引起阴道流血。其他几乎均为恶性肿瘤，包括阴道癌、子宫颈癌、子宫内膜癌、子宫肉瘤、妊娠滋养细胞肿瘤、输卵管癌等。

5. 损伤、异物和外源性性激素

生殖道创伤如阴道骑跨伤、性交所致处女膜或阴道损伤，放置宫内节育器，幼女阴道内放入异物等均可引起出血。雌激素或孕激素（包括含性激素保健品）使用不当也可引起"突破性出血"或"撤退性出血"。

6. 与全身疾病有关的阴道流血

如血小板减少性紫癜、再生障碍性贫血、白血病、肝功能损害等，均可导致子宫出血。

7. 卵巢内分泌功能失调

在排除妊娠及所有器质性疾病后，可考虑由卵巢内分泌功能失调引起的异常子宫出血，主要包括无排卵性和排卵性异常子宫出血两类。另外，子宫内膜局部异常、月经间期卵泡破裂造成的雌激素水平短暂下降也可致子宫出血。

（二）临床表现

阴道流血的形式有：

1. 经量增多

月经量增多（>80ml）或经期延长，月经周期基本正常，为子宫肌瘤的典型症状，其他如子宫腺肌病、排卵性异常子宫出血、放置宫内节育器，均可有经量增多。

2. 周期不规则的阴道流血

多为无排卵性异常子宫出血，但围绝经期妇女应注意排除早期子宫内膜癌。性激素或避孕药物引起的"突破性出血"也表现为不规则阴道流血。

3. 无任何周期可辨的长期持续阴道流血

多为生殖道恶性肿瘤所致，首先应考虑子宫颈癌或子宫内膜癌的可能。

4. 停经后阴道流血

发生于生育期妇女，应首先考虑与妊娠有关的疾病，如流产、异位妊娠、葡萄胎等；发生于围绝经期妇女，多为无排卵性异常子宫出血，但应首先排除生殖道恶性肿瘤。

5. 阴道流血伴白带增多

一般应考虑晚期子宫颈癌、子宫内膜癌或子宫黏膜下肌瘤伴感染。

6. 接触性出血

于性交后或阴道检查后，立即有鲜血出现，应考虑急性子宫颈炎、宫颈癌、宫颈息肉或子宫黏膜下肌瘤的可能。

7. 经间出血

若发生在下次月经来潮前 14~15 日，历时 3~4 日，且血量少，偶可伴有下腹疼痛和不适，多为排卵期出血。

8. 经前或经后点滴出血

月经来潮前数日或来潮后数日，持续极少量阴道褐红色分泌物，可见于排卵性异常子宫出血或为放置宫内节育器的副作用。此外，子宫内膜异位症亦可能出现类似情况。

9. 绝经多年后阴道流血

若流血量极少，历时 2~3 日即净，多为绝经后子宫内膜脱落引起的出血或萎缩性阴道炎；若流血量较多、流血持续不净或反复阴道流血，应考虑子宫内膜癌可能。

10. 间歇性阴道排出血性液体

应警惕有输卵管癌的可能。

11. 外伤后阴道流血

常见于骑跨伤后，流血量可多可少。

除上述各种不同形式的阴道流血外，年龄对诊断有重要参考价值。新生女婴出生后数日有少量阴道流血，系因离开母体后雌激素水平骤然下降，子宫内膜脱落所致。幼女出现阴道流血，应考虑有性早熟或生殖道恶性肿瘤的可能。青春期少女出现阴道流血，多为无排卵性异常子宫出血。生育期妇女出现阴道流血，应考虑与妊娠相关的疾病。围绝经期妇女出现阴道流血，以无排卵性异常子宫出血最多见，但应首先排除生殖道恶性肿瘤。

二、白带异常

白带是由阴道黏膜渗出液、宫颈管及子宫内膜腺体分泌液等混合而成，其形成与雌激素作用有关。正常白带呈白色稀糊状或蛋清样，黏稠、量少，无腥臭味，称为生理性白带。生殖道炎症如阴道炎和急性子宫颈炎或发生癌变时，白带量显著增多且有性状改变，称为病理性白带。临床常见的有：

（一）透明黏性白带

外观与正常白带相似，但数量显著增多，应考虑卵巢功能失调、阴道腺病或宫颈高分化腺癌等疾病的可能。

（二）灰黄色或黄白色泡沫状稀薄白带

为滴虫阴道炎的特征，可伴外阴瘙痒。

（三）凝乳块状或豆渣样白带

为外阴阴道假丝酵母菌病的特征，常伴严重外阴瘙痒或灼痛。

（四）灰白色匀质鱼腥味白带

常见于细菌性阴道病，伴外阴轻度瘙痒。

（五）脓性白带

色黄或黄绿，黏稠，多有臭味，为细菌感染所致。可见于淋病奈瑟菌阴道炎、急性子宫颈炎及子宫颈管炎。阴道癌或子宫颈癌并发感染、宫腔积脓或阴道内异物残留等也可导致脓性白带。

（六）血性白带

白带中混有血液，血量多少不一，应考虑子宫颈癌、子宫内膜癌、宫颈息肉、宫颈炎或子宫黏膜下肌瘤等。放置宫内节育器亦可引起血性白带。

（七）水样白带

持续流出淘米水样白带且具奇臭者，一般为晚期子宫颈癌、阴道癌或黏膜下肌瘤伴感染。间断性排出清澈、黄红色或红色水样白带，应考虑输卵管癌的可能。

三、下腹疼痛

下腹疼痛为妇女常见的症状，多为妇科疾病所引起。应根据下腹痛的性质和特点，考虑各种不同妇科情况。但下腹痛来自内生殖器以外的疾病并不少见，应注意鉴别。

（一）起病缓急

起病缓慢而逐渐加剧者，多为内生殖器炎症或恶性肿瘤所引起；急骤发病者，应考虑卵巢囊肿蒂扭转或破裂，或子宫浆膜下肌瘤蒂扭转；反复隐痛后突然出现撕裂样剧痛者，应想到输卵管妊娠破裂型或流产型的可能。

（二）疼痛部位

下腹正中出现疼痛，多为子宫病变引起，较少见；一侧下腹痛，应考虑为该侧附件病变，如卵巢囊肿蒂扭转、输卵管卵巢急性炎症、异位妊娠等；右侧下腹痛还应考虑急性阑尾炎；双侧下腹痛常见于盆腔炎性病变；卵巢囊肿破裂、输卵管妊娠破裂或盆腔腹膜炎时，可引起整个下腹痛甚至全腹疼痛。

（三）疼痛性质

持续性钝痛多为炎症或腹腔内积液所致；顽固性疼痛难以忍受，常为晚期生殖器癌肿所致；子宫或输卵管等空腔器官收缩表现为阵发性绞痛；输卵管妊娠或卵巢肿瘤破裂可引起撕裂性锐痛；宫腔内有积血或积脓不能排出常导致下腹坠痛。

（四）疼痛时间

在月经周期中间出现一侧下腹隐痛，应考虑为排卵性疼痛；经期出现腹痛，或为原发性痛经，或有子宫内膜异位症的可能；周期性下腹痛但无月经来潮多为经血排出受阻所致，见于先天性生殖道畸形或术后宫腔、宫颈管粘连等。与月经周期无关的慢性下腹痛见于下腹部手术后组织粘连、子宫内膜异位症、盆腔炎性疾病后遗症、盆腔静脉淤血综合征及妇科肿瘤等。

（五）放射部位

腹痛放射至肩部，应考虑为腹腔内出血；放射至腰骶部，多为宫颈、子宫病变所致；放射至腹股沟及大腿内侧，多为该侧附件病变所引起。

（六）伴随症状

腹痛同时有停经史，多为妊娠合并症；伴恶心、呕吐，应考虑有卵巢囊肿蒂扭转的可能；伴畏寒、发热，常为盆腔炎性疾病；伴休克症状，应考虑有腹腔内出血；出现肛门坠胀，常为直肠子宫陷凹积液所致；伴恶病质，常为生殖器晚期癌肿的表现。

四、外阴瘙痒

外阴瘙痒是妇科患者常见症状，多由外阴各种不同病变引起，外阴正常者也可发生。当瘙痒严重时，患者坐卧不安，甚至影响生活与工作。

（一）原因

1. 局部原因

外阴阴道假丝酵母菌病和滴虫阴道炎是引起外阴瘙痒最常见的原因。细菌性阴道病、萎缩性阴道炎、阴虱、疥疮、蛲虫病、寻常疣、疱疹、湿疹、外阴色素减退性疾病，药物过敏或护肤品刺激及不良卫生习惯等，也常是引起外阴瘙痒的原因。

2. 全身原因

糖尿病、黄疸、维生素 A、B 族缺乏、重度贫血、白血病、妊娠期肝内胆汁淤积症等。

除局部原因和全身原因外，还有不明原因的外阴瘙痒。

（二）临床表现

1. 外阴瘙痒部位

外阴瘙痒多位于阴蒂、小阴唇、大阴唇、会阴甚至肛周等部位。长期搔抓可出现抓痕、血痂或继发毛囊炎。

2. 外阴瘙痒症状与特点

外阴瘙痒常为阵发性，也可为持续性，通常夜间加重。瘙痒程度因不同疾病和不同个体而有明显差异。外阴阴道假丝酵母菌病、滴虫阴道炎以外阴瘙痒、白带增多为主要症状。外阴色素减退性疾病以外阴奇痒为主要症状，伴有外阴皮肤色素脱失。蛲虫病引起的外阴瘙痒以夜间为甚。糖尿病患者尿糖对外阴皮肤刺激，特别是并发外阴阴道假丝酵母菌病时，外阴瘙痒特别严重。无原因的外阴瘙痒一般仅发生在生育期或绝经后妇女，外阴瘙痒症状严重，甚至难以忍受，但局部皮肤和黏膜外观正常，或仅有抓痕和血痂。黄疸、维生素 A、B 族缺乏、重度贫血、白血病等慢性疾病患者出现外阴瘙痒时，常为全身瘙痒的一部分。妊娠期肝内胆汁淤积症也可出现包括外阴在内的全身皮肤瘙痒。

五、下腹肿块

下腹肿块是妇科患者就医时的常见主诉。肿块可能是患者本人或家属无意发现，或因其他症状（如下腹痛、阴道流血等）做妇科检查或超声检查时发现。根据肿块质地不同，分为囊性和实性。囊性肿块多为良性病变，如卵巢囊肿、输卵管卵巢囊肿、输卵管积水等或为充盈膀胱。实性肿块除妊娠子宫为生理情况，子宫肌瘤、卵巢纤维瘤、盆腔炎性包块等为良性病变外，其他实性肿块均应首先考虑为恶性肿瘤。

下腹肿块可以是子宫增大、附件肿块、肠道或肠系膜肿块、泌尿系肿块、腹腔肿块、腹壁或腹膜后肿块。

（一）子宫增大

位于下腹正中且与宫颈相连，可能的原因是：

1. 妊娠子宫

生育期妇女有停经史，扪及正中下腹部包块，应首先考虑为妊娠子宫。停经后出现不规则阴道流血，且子宫增大超过停经周数者，可能为葡萄胎。妊娠早期子宫峡部变软，宫体似与宫颈分离，此时应警惕将宫颈误认为宫体，将妊娠子宫误诊为卵巢肿瘤。

2. 子宫肌瘤

子宫均匀增大，或表面有单个或多个球形隆起。子宫肌瘤典型症状为月经过多。带蒂的浆膜下肌瘤仅蒂与宫体相连，一般无症状，妇科检查时有可能将其误诊为卵巢实性肿瘤。

3. 子宫腺肌病

子宫均匀增大，通常不超过妊娠 3 个月大，质硬。患者多伴有逐年加剧的痛经、经量增多及经期延长。

4. 子宫恶性肿瘤

年老患者子宫增大且伴有不规则阴道流血，应考虑子宫内膜癌。子宫增长迅速伴有腹痛及不规则阴道流血，可能为子宫肉瘤。有生育史或流产史，特别是有葡萄胎史，子宫增大且外形不规则及子宫不规则出血时，应想到妊娠滋养细胞肿瘤的可能。

5. 子宫畸形

双子宫或残角子宫可扪及子宫另一侧有与其对称或不对称的包块，两者相连，硬度也相似。

6. 宫腔阴道积血或宫腔积脓

青春期无月经来潮伴有周期性腹痛，并扪及正中下腹部肿块，应考虑处女膜闭锁或阴道无孔横隔。子宫增大也可见于子宫内膜癌合并宫腔积脓。

（二）附件肿块

附件包括输卵管和卵巢。输卵管和卵巢通常不能扪及，当附件出现肿块时，多属病理现象。临床常见的附件肿块有：

1. 输卵管妊娠

肿块位于子宫旁，大小、形状不一，有明显触痛。患者多有短期停经史，随后出现阴道持续少量流血及腹痛。

2. 附件炎性肿块

肿块多为双侧性，位于子宫两旁，与子宫有粘连，压痛明显。急性附件炎症患者有发热、腹痛^输卵管卵巢积水患者多有不育及下腹隐痛史，甚至出现反复急性盆腔炎症发作。

3. 卵巢子宫内膜异位囊肿

多为与子宫粘连、活动受限、有压痛的囊性肿块，可有继发性痛经、性交痛、不孕等病史。

4. 卵巢非赘生性囊肿

多为单侧、可活动的囊性包块，通常直径不超过 8cm。黄体囊肿可出现于早期妊娠。葡萄胎常并发一侧或双侧卵巢黄素囊肿。输卵管卵巢囊肿常有不孕或盆腔感染病史，附件区囊性块物，可有触痛，边界清或不清，活动受限。

5. 卵巢赘生性肿块

不论肿块大小，其表面光滑、囊性且可活动者，多为良性肿瘤。肿块为实性，表面不规则，活动受限，特别是盆腔内扪及其他多个结节或上腹部肿块或伴有胃肠道症状者，多为卵巢恶性肿瘤。

（三）肠道及肠系膜肿块

1. 粪块嵌顿

块物位于左下腹，多呈圆锥状，直径 4~6cm，质偏实，略能推动。排便后块物消失。

2. 阑尾脓肿

肿块位于右下腹，边界不清，距子宫较远且固定，有明显压痛伴发热、白细胞增多和红细胞沉降率加快。初发病时先有脐周疼痛，随后疼痛逐渐转移并局限于右下腹。

3. 腹部手术或感染后继发的肠管、大网膜粘连

肿块边界不清，叩诊时部分区域呈鼓音。患者以往有手术史或盆腔感染史。

4. 肠系膜肿块

部位较高，肿块表面光滑，左右移动度大，上下移动受限制，易误诊为卵巢肿瘤。

5. 结肠癌

肿块位于一侧下腹部，呈条块状，略能推动，有轻压痛。患者多有下腹隐痛、便秘、腹泻或便秘腹泻交替以及粪便带血史。

（四）泌尿系肿块

1. 充盈膀胱

肿块位于下腹正中、耻骨联合上方，呈囊性，表面光滑，不活动。导尿后囊性肿块消失。

2. 异位肾

先天异位肾多位于髂窝部或盆腔内，形状类似正常肾，但略小。通常无自觉症状。静脉尿路造影可确诊。

（五）腹腔肿块

1. 腹腔积液

大量腹腔积液常与巨大卵巢囊肿相混淆。腹部两侧叩诊浊音，脐周鼓音为腹腔积液特征。腹腔积液合并卵巢肿瘤,腹部冲击触诊法可发现潜在肿块。

2. 盆腔结核包裹性积液

肿块为囊性,表面光滑,界限不清,固定不活动。囊肿可随患者病情加剧而增大或好转而缩小。

3. 直肠子宫陷凹脓肿

肿块呈囊性,向后穹隆突出,压痛明显,伴发热及急性盆腔腹膜炎体征。后穹隆穿刺抽出脓液可确诊。

(六) 腹壁及腹膜后肿块

1. 腹壁血肿或脓肿

位于腹壁内,与子宫不相连。患者有腹部手术或外伤史。患者抬起头部使腹肌紧张,若肿块更明显,多为腹壁肿块。

2. 腹膜后肿瘤或脓肿

肿块位于直肠和阴道后方,与后腹壁固定,不活动,多为实性,以肉瘤最常见;亦可为囊性,如畸胎瘤、脓肿等。静脉尿路造影可见输尿管移位。

第四章　外阴色素减退性疾病

第一节　外阴慢性单纯性苔藓

外阴慢性单纯性苔藓属于 2006 年 ISSVD 分类中的棘层细胞增生型，以前的疾病名"外阴鳞状上皮增生"和"增生性营养不良"已不再采用。

【病因】

病因不明。可分原发性和继发性两种，前者又称特发性，后者可继发于硬化性苔藓、扁平苔藓或其他外阴疾病，和慢性摩擦或搔抓刺激有关。有研究发现病变可能与局部维 A 酸受体 α 含量减少有关。

【病理】

巨检可见皮损为红色或白色斑块，或苔藓样。组织学形态缺乏特异性，主要表现为鳞状上皮表层细胞的角化过度和角化不全，棘层细胞增生，真皮浅层纤维化并伴有不等量炎症细胞浸润。上皮细胞层次排列整齐，极性保持，细胞的大小和核形态、染色均正常。

【临床表现】

（一）症状

主要为外阴瘙痒，多难耐受而搔抓，搔抓进一步加重皮损，形成所谓的"痒-抓"恶性循环。

（二）体征

病损常位于大阴唇、阴唇间沟、阴蒂包皮及阴唇后联合等处，可为孤立、多发或左右形态对称性病灶。病损早期表现为皮肤暗红或粉红色，加重后则为白色病变。后期则表现为皮肤增厚、色素沉着，皮肤纹理明显，呈苔藓样改变。可有抓痕、皲裂、溃疡等。

【诊断】

根据症状及体征可以作出初步诊断，确诊靠组织学检查。活检应在色素减退区、皲裂、溃疡、硬结、隆起或粗糙处进行，选择不同部位多点取材。活检前先用1%甲苯胺蓝涂抹局部皮肤，干燥后用1%醋酸液擦洗脱色，在不脱色区活检。

【鉴别诊断】

慢性单纯性苔藓应与白癜风、白化病、特异性外阴炎、外阴上皮内病变及癌等相鉴别。若外阴病变边界分明、表面光滑润泽、质地正常，无自觉症状者为白癜风。身体其他部位发现多个相同白色病变，应考虑白化病。外阴皮肤增厚，发白或发红，伴有瘙痒且阴道分泌物增多应首先排除假丝酵母菌病、滴虫性阴道炎等，分泌物中可查见病原体，炎症治愈后白色区域逐渐消失。外阴皮肤出现对称性发红、增厚，伴有严重瘙痒，但无分泌物增多者，可能为糖尿病所致外阴炎。若伴有长期不愈的溃疡，应尽早活检送病理检查以排除外阴癌。

【治疗】

（一）一般治疗

保持局部皮肤清洁干燥，不食辛辣、过敏食物。不用刺激性药物或肥皂清洗外阴，忌穿不透气的化纤内裤。对瘙痒症状明显以致紧张、失眠者，可加用镇静、安眠和抗过敏药物。

（二）药物治疗

局部应用皮质激素药物控制瘙痒，可选用 0.025% 氟轻松软膏、0.01% 曲安奈德软膏，涂搽病变部位，每日 3~4 次。长期使用类固醇药物可使局部皮肤萎缩，故当瘙痒症状缓解后，停用高效类固醇药物，改用作用轻微的 1%~2% 氢化可的松软膏，每日 1~2 次，维持治疗 6 周。局部用药前可先用温水坐浴，每日 2~3 次，每次 10~15 分钟，可使皮肤软化、促进药物吸收、缓解瘙痒症状。症状控制后，增厚的皮肤仍需较长时间才能有明显改善或恢复正常。

（三）物理治疗

局部物理治疗是通过去除局部异常上皮组织和破坏真皮层神经末梢，从而阻断瘙痒和搔抓所引起的恶性循环，适用于对症状严重或药物治疗无效者。常用方法：①聚焦超声；②CO_2 激光或氦氖激光；③其他：波姆光、液氮冷冻等。聚焦超声的长期疗效及优化参数有待进一步观察研究。激光治疗有破坏性小、愈合后瘢痕组织较少的优点，但其远期复发率仍与手术切除相当。

（四）手术治疗

外阴慢性单纯性苔藓的恶变率很低，手术治疗影响外观及局部功能，且有远期复发可能，故一般不采用手术治疗，仅适用于：①反复药物、物理治疗无效；②出现不典型增生或有恶变可能者。

第二节　外阴硬化性苔藓

外阴硬化性苔藓以外阴、肛周皮肤变薄、色素减退呈白色病变为主要特征，属于 2006 年 ISSVD 分类中的苔藓样型或硬化型亚型。

【病因】

病因不明，可能相关的因素有：①自身免疫：约 21% 患者合并自身免疫性相关性疾病；②感染；③遗传：有报道可有家族史，但尚未发现特异基因；④性激素缺乏：有患者血清二氢睾酮及雄烯二酮低于正常，临床睾酮药物治疗有效。

【病理】

巨检皮损呈白色。镜下可见表皮变薄、过度角化及黑色素细胞减少，上皮脚变钝或消失；真皮浅层早期水肿，后期胶原纤维化形成均质化带，其下伴带状淋巴细胞浸润；基底层细胞水肿，黑色素细胞减少。少数病例伴有炎症和溃疡。2%~5%的病例有恶变可能，主要为非 HPV 相关鳞癌。

【临床表现】

硬化性苔藓可发生于任何年龄，但以 40 岁左右妇女多见，其次为幼女。

（一）症状

主要为病损区瘙痒、性交痛及外阴烧灼感，程度较慢性单纯性苔藓患者轻，晚期可出现性交困难。幼女患者瘙痒症状多不明显，可在排尿或排便后感外阴或肛周不适。

（二）体征

病损区常位于大阴唇、小阴唇、阴蒂包皮、阴唇后联合及肛周，多呈对称性。一般不累及阴道黏膜。早期皮肤红肿，出现粉红、象牙白色或有光泽的多角形小丘疹，丘疹融合成片后呈紫癜状；若病变发展，出现外阴萎缩，表现为大阴唇变薄，小阴唇变小、甚至消失，阴蒂萎缩而其包皮过长；皮肤变白、发亮、皱缩、弹性差，常伴有皲裂及脱皮，病变通常对称，并可累及会阴及肛周而呈蝴蝶状。晚期病变皮肤菲薄、皱缩似卷烟纸或羊皮纸，阴道口挛缩狭窄。由于幼女病变过度角化不似成年人明显，检查见局部皮肤呈珠黄色或与色素沉着点相间形成花斑样，若为外阴及肛周病变，可呈现锁孔状或白色病损坏。多数患者的病变在青春期可自行消失。

【诊断】

根据临床表现可作出初步诊断，确诊靠组织学检查。活检应在皲裂、溃疡、挛缩处进行，应多点活检。

【鉴别诊断】

硬化性苔藓应与白癜风、白化病、老年生理性萎缩相鉴别。

【治疗】

（一）一般治疗

同慢性单纯性苔藓。

（二）药物治疗

局部药物治疗有效率约为 80%，多数只能改善症状而不能痊愈，且需要长期用药。常用药物有：①丙酸睾酮：有促进蛋白合成作用，能促使萎缩皮肤恢复正常。2% 丙酸睾酮油膏或霜初起每日 2~4 次，连用 3~4 周后改为每日 1~2 次，连用 3 周，然后应用维持量，每日 1 次或每 2 日 1 次。根据治疗反应及症状持续情况决定用药次数及时间。治疗期间密切观察其副作用，一旦出现男性化征象或疗效欠佳时应停药，改用其他药物。瘙痒症状较重者，也可与 1% 或 2.5% 氢化可的松软膏混合涂搽，症状缓解后可逐渐减量至停用氢化可的松软膏。②黄体酮：0.5% 黄体酮油膏，每日 3 次。③糖皮质激素类：可先用 0.05% 氯倍他索软膏，最初 1 个月内每日 2 次，继而每日 1 次，连用 2 个月，最后每周 2 次，连用 3 个月，共计 6 个月。凡瘙痒顽固、表面用药无效者可用 5mg 曲安奈德混悬液用 2ml 生理盐水稀释后皮下注射。④免疫治疗：免疫抑制剂可通过刺激皮肤局部的免疫因子产生而发挥作用，如局部炎症细胞因子抑制剂、T 细胞选择性抑制剂他克莫司等。

幼女硬化性苔藓至青春期有可能自愈，一般不采用丙酸睾酮油膏治疗，以免出现男性化。局部涂1%氢化可的松软膏或0.5%黄体酮油膏，症状多能缓解，但应定时长期随访。

（三）全身用药

阿维A为一种类似维A酸的芳香族合成物质，有维持上皮和黏膜正常功能和结构的作用，用于严重的外阴硬化性苔藓。用法：口服20~30mg/d。另可口服多种维生素。精神紧张、瘙痒症状明显伴失眠者，口服镇静、安眠、抗过敏药物。

（四）物理治疗

同慢性单纯性苔藓。

（五）手术治疗

对病情严重或药物治疗无效者，可行表浅外阴切除，但手术切除复发率高，甚至移植皮肤也可复发。

第三节　其他外阴色素减退性疾病

一、扁平苔藓

扁平苔藓属于2006年ISSVD分类中的苔藓样型，为细胞免疫异常介导的皮肤病损。可伴随艾滋病、恶性肿瘤、肝硬化、消化性溃疡、乙型病毒性肝炎、丙型病毒性肝炎、溃疡性结肠炎等病。40岁以上女性常见，主要症状为外阴瘙痒，烧灼感，部分病例无症状。病损外观高度可变，从纤细网格状丘疹到侵蚀性脱屑均可，常出现在外阴和阴道。病变后期，可以出现小阴唇和阴蒂包皮的粘连、色素沉着、阴道口狭窄。确诊依靠组织学检查。局部应用皮质激素，症状缓解率可达 94%。口服环孢素也有一定的缓解作用。

二、贝赫切特病

贝赫切特病（Behcet's disease）又称眼-口-生殖器综合征（oculo-oral-genital syndrome），属于 2006 年 ISSVD 分类中的脉管源性病损。以反复发作的口腔黏膜溃疡、外阴溃疡、眼炎或其他皮肤损害为主要特征，可伴有心血管、关节甚至中枢神经系统损害。病因不清，基本病理改变为多系统性血管炎。临床上以 20~40 岁年轻妇女多见，先出现口腔溃疡，然后外阴溃疡，最后出现眼部病变。溃疡为单个或多个，边界清楚，溃疡愈合后可形成瘢痕。溃疡初发时局部疼痛显著，急性期可有发热、乏力、头痛等全身症状。眼部病变最初表现结膜炎、视网膜炎，晚期可出现眼前房积脓，最后可发生视神经萎缩等，甚至失明。

具备两个主要症状或伴有其他系统症状，并且反复发作，可作出诊断。皮肤穿刺试验阳性有助于确诊。急性期内，白细胞中度增多，红细胞沉降率加快，但溃疡局部病理检查无特异性。治疗主要是对症处理。若溃疡疼痛剧烈，可给予镇静剂或局部麻醉剂止痛。急性期内，给予皮质激素可促进溃疡愈合，若为预防复发，可给予小剂量长期应用。

三、外阴白癜风

外阴白癜风是黑色素细胞被破坏所引起的疾病。病因不明，可能与自身免疫有关。表现为外阴大小不等、形态不一、单发或多发的白色斑片区，外阴白色区周围皮肤往往有色素沉着，故界限分明。病变区皮肤光滑润泽，弹性正常，除外阴外，身体其他部位也可伴发白癜风。患者一般无不适。故除伴发皮炎应按炎症处理外，通常不需治疗。

四、继发性外阴色素减退性疾病

伴发于各种慢性外阴病变，包括糖尿病外阴炎、外阴阴道假丝酵母菌病、外阴擦伤、外阴湿疣等。患者多有局部瘙痒、灼热甚至疼痛等自觉症状，检查可见外阴表皮过度角化，角化表皮常脱屑而呈白色，临床上时常误诊为外阴单纯性苔藓。但通常在原发疾病治愈后，白色区随之消失。若在表皮脱屑区涂以油脂，白色也可减退，可以鉴别诊断。治疗应针对原发疾病进行治疗。此外，还应注意个人卫生，经常保持外阴干燥、清洁。不宜常用肥皂、清洁剂、药物擦洗外阴。

第五章　外阴及阴道炎症

外阴及阴道炎症是妇科最常见疾病，各年龄组均可发病。外阴阴道与尿道、肛门毗邻，局部潮湿，易受污染；生育期妇女性活动较频繁，且外阴阴道是分娩、宫腔操作的必经之道，容易受到损伤及外界病原体的感染；绝经后妇女及婴幼儿雌激素水平低，局部抵抗力下降，也易发生感染。外阴及阴道炎可单独存在，也可两者同时存在。

第一节　阴道微生态

阴道微生态是由阴道微生物群、宿主的内分泌系统、阴道解剖结构及阴道局部免疫系统共同组成的生态系统。正常阴道微生物群种类繁多，包括：①革兰阳性需氧菌和兼性厌氧菌：乳杆菌、棒状杆菌、非溶血性链球菌、肠球菌及表皮葡萄球菌；②革兰阴性需氧菌和兼性厌氧菌：加德纳菌（此菌革兰染色变异，有时呈革兰阳性）、大肠埃希菌及摩根菌；③专性厌氧菌：消化球菌、消化链球菌、类杆菌、动弯杆菌、梭杆菌及普雷沃菌；④其他：包括支原体、假丝酵母菌等。

（一）阴道微生态平衡及影响因素

正常阴道内虽有多种微生物存在，但这些微生物与宿主阴道之间相互依赖、相互制约，达到动态的生态平衡，并不致病。在维持阴道微生态平衡的因素中，雌激素、局部 pH、乳杆菌以及阴道黏膜免疫系统起重要作用。雌激素可使阴道鳞状上皮增厚，并增加糖原含量，后者可在乳杆菌的作用下转化为乳酸，维持阴道正常的酸性环境（pH≤4.5，多在 3.8~4.4）。此外，雌激素还可维持阴道黏膜免疫功能，尤其是 T 细胞功能。阴道的酸性环境可以抑制其他病原体生长，而利于阴道乳杆菌的生长。正常情况下，阴道微生物群中以产 H_2O_2 的乳杆菌为优势菌，乳杆菌除维持阴道的酸性环境外，还可分泌 H_2O_2、细菌素及其他抗微生物因子抑制或杀灭致病微生物，同时通过竞争排斥机制阻止致病微生物黏附于阴道上皮细胞，维持阴道微生态平衡。阴道黏膜免疫系统除具有黏膜屏障作用外，免疫细胞及其分泌的细胞因子还可发挥免疫调节作用，具有免疫功能的主要细胞类型是上皮细胞、间质成纤维细胞和淋巴细胞；阴道分泌物中的黏液包含多种免疫调节分子，包括细胞因子、化学因子、抗菌蛋白酶等，在防御阴道感染中起主要作用。

若阴道微生态平衡被打破，则可能导致阴道感染的发生。雌激素水平低下的婴幼儿及绝经后人群可发生婴幼儿外阴炎及萎缩性阴道炎。阴道的酸性环境被改变，如频繁性交（性交后阴道 pH 可上升至 7.2 并维持 6~8 小时）、阴道灌洗等均可使阴道 pH 升高，不利于乳杆菌生长，若厌氧菌过度生长，可导致细菌性阴道病。长期应用广谱抗生素，可抑制乳杆菌生长，若真菌过度增殖，可导致外阴阴道假丝酵母菌病。外源性病原体如阴道毛滴虫的侵入，可导致滴虫阴道炎。

（二）阴道微生态评价及临床应用

阴道微生态评价系统包括形态学检测和功能学检测两部分，目前以形态学检测为主，功能学检测为辅。形态学检测包括阴道分泌物湿片及革兰染色涂片的显微镜检查。湿片主要检查线索细胞、阴道毛滴虫以及白细胞。革兰染色涂片主要评价优势菌、Nugent 评分以及有无假丝酵母菌的假菌丝、芽生孢子。功能学检测主要包括 pH、H_2O_2、反映中性粒细胞的白细胞酯酶以及厌氧菌代谢产物唾液酸苷酶的测定。

阴道微生态评价系统在阴道感染的诊治中起着主要作用。阴道微生态评价系统不仅可准确诊断单一病原体的阴道感染，而且可及时发现各种混合阴道感染，对评价杀灭病原体后阴道微生态的恢复也具有指导意义。

第二节 非特异性外阴炎

非特异性外阴炎是由物理、化学等非病原体因素所致的外阴皮肤或黏膜炎症。

【病因】

外阴易受经血、阴道分泌物刺激，若患者不注意清洁，或粪瘘患者受到粪便污染刺激、尿瘘患者受到尿液长期浸渍等，均可引起非特异性炎症反应。长期穿紧身化纤内裤或经期长时间使用卫生用品所导致的物理化学刺激，如皮肤黏膜摩擦、局部潮湿、透气性差等，亦可引起非特异性外阴炎。

【临床表现】

外阴皮肤黏膜有瘙痒、疼痛、烧灼感，于活动、性交、排尿及排便时加重。急性炎症期检查见外阴充血、肿胀、糜烂，常有抓痕，严重者形成溃疡或湿疹；慢性炎症时检查可见外阴皮肤增厚、粗糙、皲裂，甚至苔藓样变。

【治疗】

治疗原则为消除病因，保持外阴局部清洁、干燥，对症治疗。

（一）病因治疗

寻找并积极消除病因，改善局部卫生。若发现糖尿病应及时治疗，若有尿瘘、粪瘘应及时行修补。

（二）局部治疗

保持外阴局部清洁、干燥，大小便后及时清洁外阴。可用 0.1% 聚维酮碘液或 1∶5000 高锰酸钾液坐浴，每日 2 次，每次 15~30 分钟。坐浴后涂抗生素软膏或中成药药膏。也可选用中药水煎熏洗外阴部，每日 1~2 次。

第三节　前庭大腺炎症

前庭大腺炎症由病原体侵入前庭大腺所致，可分为前庭大腺炎、前庭大腺脓肿和前庭大腺囊肿。生育期妇女多见，幼女及绝经后期妇女少见。

【病原体】

多为混合性细菌感染。主要病原体为葡萄球菌、大肠埃希菌、链球菌、肠球菌。随着性传播疾病发病率的升高，淋病奈瑟菌及沙眼衣原体也成为常见病原体。

病原体侵犯腺管，初期导致前庭大腺导管炎，腺管开口往往因肿胀或渗出物凝聚而阻塞，分泌物积存不能外流，感染进一步加重则形成前庭大腺脓肿。若脓肿消退后，腺管阻塞，脓液吸收后被黏液分泌物所替代，形成前庭大腺囊肿。前庭大腺囊肿可继发感染，形成脓肿，并反复发作。

【临床表现】

前庭大腺炎起病急，多为一侧。初起时局部产生肿胀、疼痛、灼热感，检查见局部皮肤红肿、压痛明显，患侧前庭大腺开口处有时可见白色小点。若感染进一步加重，脓肿形成并快速增大，直径可达 3~6cm，患者疼痛剧烈，行走不便，脓肿成熟时局部可触及波动感。少数患者可能出现发热等全身症状，腹股沟淋巴结可呈不同程度增大。当脓肿内压力增大时，表面皮肤黏膜变薄，脓肿可自行破溃。若破孔大，可自行引流，炎症较快消退而痊愈；若破孔小，引流不畅，则炎症持续存在，并反复发作。

前庭大腺囊肿多为单侧，也可为双侧。若囊肿小且无急性感染，患者一般无自觉症状，往往于妇科检查时方被发现；若囊肿大，可感到外阴坠胀或性交不适。检查见患侧阴道前庭窝外侧肿大，在外阴部后下方可触及无痛性囊性肿物，多呈圆形、边界清楚。

【治疗】

（一）药物治疗

急性炎症发作时，需保持局部清洁，可取前庭大腺开口处分泌物做细菌培养，确定病原体。常选择使用喹诺酮或头孢菌素与甲硝唑联合抗感染。也可口服清热、解毒中药，或局部坐浴。

（二）手术治疗

前庭大腺脓肿需尽早切开引流，以缓解疼痛。切口应选择在波动感明显处，尽量靠低位以便引流通畅，原则上在内侧黏膜面切开，并放置引流条，脓液可送细菌培养。无症状的前庭大腺囊肿可随访观察；对囊肿较大或反复发作者可行囊肿造口术。

第四节　　滴虫阴道炎

滴虫阴道炎是由阴道毛滴虫引起的常见阴道炎症，也是常见的性传播疾病。

【病原体】

阴道毛滴虫生存力较强，适宜在温度 $25 \sim 40℃$、$pH\ 5.2 \sim 6.6$ 的潮湿环境中生长，在 $pH\ 5.0$ 以下环境中其生长受到抑制。月经前后阴道 pH 发生变化，月经后接近中性，隐藏在腺体及阴道皱襞中的滴虫得以繁殖，滴虫阴道炎常于月经前后发作。滴虫能消耗或吞噬阴道上皮细胞内的糖原，阻碍乳酸生成，使阴道 pH 升高。滴虫能消耗氧，使阴道成为厌氧环境，易致厌氧菌繁殖，约 60% 患者同时合并细菌性阴道病。阴道毛滴虫还能吞噬精子，影响精子在阴道内存活。滴虫不仅寄生于阴道，还常侵入尿道或尿道旁腺，甚至膀胱、肾盂，可以引发多种症状。

【传播方式】

经性交直接传播是其主要传播方式。滴虫可寄生于男性的包皮皱褶、尿道或前列腺中，男性由于感染滴虫后常无症状，易成为感染源。也可经公共浴池、浴盆、浴巾、游泳池、坐式便器、衣物、污染的器械及敷料等间接传播。

【临床表现】

潜伏期为 4~28 日。25%~50% 患者感染初期无症状。主要症状是阴道分泌物增多及外阴瘙痒，间或出现灼热、疼痛、性交痛等。分泌物典型特点为稀薄脓性、泡沫状、有异味。分泌物灰黄色、黄白色呈脓性是因其中含有大量白细胞，若合并其他感染则呈黄绿色；呈泡沫状、有异味是滴虫无氧酵解碳水化合物，产生腐臭气体所致。瘙痒部位主要为阴道口及外阴。若合并尿道感染，可有尿频、尿痛的症状，有时可有血尿。检查见阴道黏膜充血，严重者有散在出血点，甚至宫颈有出血斑点，形成"草莓样"宫颈；部分无症状感染者阴道黏膜无异常改变。

【诊断】

根据典型临床表现容易诊断，阴道分泌物中找到滴虫即可确诊。最简便的方法是湿片法，取 0.9% 氯化钠温溶液 1 滴放于玻片上，在阴道侧壁取典型分泌物混于其中，立即在低倍光镜下寻找滴虫。显微镜下可见到呈波状运动的滴虫及增多的白细胞被推移。此方法的敏感性为 60%~70%，阴道分泌物智能化检测系统及分子诊断技术可提高滴虫检出率。取分泌物前 24~48 小时避免性交、阴道灌洗或局部用药。取分泌物时阴道窥器不涂润滑剂，分泌物取出后应及时送检并注意保暖，否则滴虫活动力减弱，造成辨认困难。分泌物革兰染色涂片检查会使滴虫活动减弱造成检出率下降。

本病应与需氧菌性阴道炎（aerobic vaginitis，AV）相鉴别，两者阴道分泌物性状相似，稀薄、泡沫状、有异味。主要通过实验室检查鉴别。滴虫阴道炎湿片检查可见滴虫，而 AV 常见的病原菌为 B 族链球菌、葡萄球菌、大肠埃希菌及肠球菌等需氧菌，镜下可见大量中毒白细胞和大量杂菌，乳杆菌减少或消失，阴道分泌物中凝固酶和葡萄糖醛酸苷酶可呈阳性。

此外，因滴虫阴道炎可合并其他性传播疾病，如 HIV、黏液脓性宫颈炎等，诊断时需特别注意。

【治疗】

滴虫阴道炎患者可同时存在尿道、尿道旁腺、前庭大腺多部位滴虫感染，治愈此病需全身用药，并避免阴道冲洗。主要治疗药物为硝基咪唑类药物。

（一）全身用药

初次治疗可选择甲硝唑 2g，单次口服；或替硝唑 2g，单次口服；或甲硝唑 400mg，每日 2 次，连服 7 日。口服药物的治愈率达 90%~95%。服用甲硝唑者，服药后 12~24 小时内避免哺乳；服用替硝唑者，服药后 3 日内避免哺乳。

（二）性伴侣的治疗

滴虫阴道炎主要由性行为传播，性伴侣应同时进行治疗，并告知患者及性伴侣治愈前应避免无保护性行为。

（三）随访及治疗失败的处理

由于滴虫阴道炎患者再感染率很高，最初感染 3 个月内需要追踪、复查。若治疗失败，对甲硝唑 2g 单次口服者，可重复应用甲硝唑 400mg，每日 2 次，连服 7 日；或替硝唑 2g，单次口服。对再次治疗后失败者，可给予甲硝唑 2g，每日 1 次，连服 5 日或替硝唑 2g，每日 1 次，连服 5 日。为避免重复感染，对密切接触的用品如内裤、毛巾等建议高温消毒。

(四) 妊娠期滴虫阴道炎的治疗

妊娠期滴虫阴道炎可导致胎膜早破、早产以及低出生体重儿等不良妊娠结局。妊娠期治疗的目的主要是减轻患者症状。目前对甲硝唑治疗能否改善滴虫阴道炎的不良妊娠结局尚无定论。治疗方案为甲硝唑 400mg，每日 2 次，连服 7 日。甲硝唑虽可透过胎盘，但未发现妊娠期应用甲硝唑会增加胎儿畸形或机体细胞突变的风险。但替硝唑在妊娠期应用的安全性尚未确定，应避免应用。

第五节　外阴阴道假丝酵母菌病

外阴阴道假丝酵母菌病（vulvovaginal candidiasis，VVC）曾称念珠菌性阴道炎，是由假丝酵母菌引起的常见外阴阴道炎症。国外资料显示，约 75% 妇女一生中至少患过 1 次 VVC，45% 妇女经历过 2 次或 2 次以上的发病。

【病原体及诱发因素】

80%~90% 病原体为白假丝酵母菌，10%~20% 为光滑假丝酵母菌、近平滑假丝酵母菌、热带假丝酵母菌等。假丝酵母菌适宜在酸性环境中生长，其阴道 pH 通常 <4.5。假丝酵母菌对热的抵抗力不强，加热至 60℃，1 小时即死亡；但对干燥、日光、紫外线及化学制剂等因素的抵抗力较强。白假丝酵母菌为双相菌，有酵母相和菌丝相。酵母相为孢子，在无症状寄居及传播中起作用；菌丝相为孢子伸长形成假菌丝，具有侵袭组织的能力。10%~20% 非孕妇女及 30% 孕妇阴道中可能黏附有假丝酵母菌寄生，但菌量极少，呈酵母相，并不引起炎症反应；在宿主全身及阴道局部细胞免疫能力下降时，假丝酵母菌转化为菌丝相，大量繁殖生长侵袭组织，引起炎症反应。发病的常见诱因有：长期应用广谱抗生素、妊娠、糖尿病、大量应用免疫抑制剂以及接受大量雌激素治疗等，胃肠道假丝酵母菌感染者粪便污染阴道、穿紧身化纤内裤及肥胖使外阴局部温度与湿度增加，也是发病的影响因素。

【传播途径】

主要为内源性传染，假丝酵母菌作为机会致病菌，除阴道外，也可寄生于人的口腔、肠道，这3个部位的假丝酵母菌可互相传染，也可通过性交直接传染。少部分患者通过接触感染的衣物间接传染。

【临床表现】

主要表现为外阴阴道瘙痒、阴道分泌物增多。外阴阴道瘙痒症状明显，持续时间长，严重者坐立不安，以夜晚更加明显。部分患者有外阴部灼热痛、性交痛以及排尿痛，尿痛是排尿时尿液刺激水肿的外阴所致。阴道分泌物的特征为白色稠厚，呈凝乳状或豆腐渣样。妇科检查可见外阴红斑、水肿，可伴有抓痕，严重者可见皮肤皲裂、表皮脱落。阴道黏膜红肿、小阴唇内侧及阴道黏膜附有白色块状物，擦除后露出红肿黏膜面，急性期还可见到糜烂及浅表溃疡。

外阴阴道假丝酵母菌病可分为单纯性 VVC 和复杂性 VVC，后者占 10%~20%。单纯性 VVC 包括非孕期妇女发生的散发性、白假丝酵母菌所致的轻或中度 VVC；复杂性 VVC 包括非白假丝酵母菌所致的 VVC、重度 VVC、复发性 VVC、妊娠期 VVC 或其他特殊患者如未控制的糖尿病、免疫低下者所患 VVC。

【诊断】

对有阴道炎症症状或体征的妇女，若在阴道分泌物中找到假丝酵母菌的芽生孢子或假菌丝即可确诊。可用湿片法或革兰染色检查分泌物中的芽生孢子和假菌丝。湿片法多采用10%氢氧化钾溶液，可溶解其他细胞成分，提高假丝酵母菌检出率。对于有症状而多次湿片法检查为阴性或治疗效果不好的难治性 VVC 病例，可采用培养法同时行药敏试验。

VVC 合并细菌性阴道病、滴虫阴道炎是常见的阴道混合性感染的类型，实验室检查可见到两种或以上致病微生物。pH 测定具有鉴别意义，若 VVC 患者阴道分泌物 pH>4.5，需要特别注意存在混合感染的可能性，尤其是合并细菌性阴道病的混合感染。

本病症状及分泌物性状与细胞溶解性阴道病（cytolytic vaginosis，CV）相似，应注意鉴别。CV主要由乳杆菌过度繁殖，pH过低，导致阴道鳞状上皮细胞溶解破裂而引起相应临床症状的一种疾病。常见临床表现为外阴瘙痒、阴道烧灼样不适，阴道分泌物性质为黏稠或稀薄的白色干酪样。两者主要通过实验室检查鉴别，VVC镜下可见到芽生孢子及假菌丝，而CV可见大量乳杆菌和上皮溶解后细胞裸核。

【治疗】

消除诱因，根据患者情况选择局部或全身抗真菌药物，以局部用药为主。

（一）消除诱因

及时停用广谱抗生素、雌激素等药物，积极治疗糖尿病。患者应勤换内裤，用过的毛巾等生活用品用开水烫洗。

（二）单纯性VVC

常采用唑类抗真菌药物。

1. 局部用药

可选用下列药物放置于阴道深部：①克霉唑制剂，1粒（500mg），单次用药；或每晚1粒（150mg），连用7日；②咪康唑制剂，每晚1粒（200mg），连用7日；或每晚1粒（400mg），连用3日；或1粒（1200mg），单次用药；③制霉菌素制剂，每晚1粒（10万U），连用10~14日。

2. 全身用药

对未婚妇女及不宜采用局部用药者，可选用口服药物。常用药物：氟康唑150mg，顿服。

（三）复杂性 VVC

1. 重度 VVC

在单纯性 VVC 治疗的基础上延长多一个疗程的治疗时间。若为口服或局部用药一日疗法的方案，则在 72 小时后加用 1 次；若为局部用药 3~7 日的方案，则延长为 7~14 日。

2. 复发性外阴阴道假丝酵母菌病

1 年内有症状并经真菌学证实的 VVC 发作 4 次或以上，称为复发性外阴阴道假丝酵母菌病。治疗重点在于积极寻找并去除诱因，预防复发。抗真菌治疗方案分为强化治疗与巩固治疗，根据培养和药物敏感试验选择药物。在强化治疗达到真菌学治愈后，给予巩固治疗半年。强化治疗方案即在单纯性 VVC 治疗的基础上延长多 1~2 个疗程的治疗时间。巩固治疗目前国内外尚无成熟方案，可口服氟康唑 150mg，每周 1 次，连续 6 个月；也可根据复发规律，每月给予一个疗程局部用药，连续 6 个月。

在治疗前建议作阴道分泌物真菌培养同时行药敏试验。治疗期间定期复查监测疗效，并注意药物副作用，一旦出现肝功能异常等副作用，立即停药，待副作用消失更换其他药物。

3. 妊娠期 VVC

以局部用药为主，以小剂量长疗程为佳，禁用口服唑类抗真菌药物。

（四）注意事项

无须对性伴侣进行常规治疗。有龟头炎症者，需要进行假丝酵母菌检查及治疗，以预防女性重复感染。男性伴侣包皮过长者，需要每天清洗，建议择期手术。症状反复发作者，需考虑阴道混合性感染及非白假丝酵母菌病的可能。

（五）随访

在治疗结束的 7~14 日，建议追踪复查。若症状持续存在或治疗后复发，可作真菌培养同时行药敏试验。对复发性外阴阴道假丝酵母菌病患者在巩固治疗的第 3 个月及 6 个月时，建议进行真菌培养。

第六节　细菌性阴道病

细菌性阴道病是阴道内正常菌群失调所致的以带有鱼腥臭味的稀薄阴道分泌物增多为主要表现的混合感染。

【病因】

正常阴道菌群以乳杆菌占优势。若产生 H_2O_2 的乳杆菌减少，阴道 pH 升高，阴道微生态失衡，其他微生物大量繁殖，主要有加德纳菌，还有其他厌氧菌，如动弯杆菌、普雷沃菌、紫单胞菌、类杆菌、消化链球菌等，以及人型支原体感染，导致细菌性阴道病。促使阴道菌群发生变化的原因仍不清楚，可能与频繁性交、反复阴道灌洗等因素有关。

【临床表现】

带有鱼腥臭味的稀薄阴道分泌物增多是其临床特点，可伴有轻度外阴瘙痒或烧灼感，性交后症状加重。分泌物呈鱼腥臭味，是厌氧菌产生的胺类物质（尸胺、腐胺、三甲胺）所致。10%～40% 患者无临床症状。检查阴道黏膜无明显充血等炎症表现。分泌物呈灰白色、均匀一致、稀薄状，常黏附于阴道壁，但容易从阴道壁拭去。

【诊断】

主要采用 Amsel 临床诊断标准，下列 4 项中具备 3 项，即可诊断为细菌性阴道病，多数认为线索细胞阳性为必备条件。

（1）线索细胞阳性。取少许阴道分泌物放在玻片上，加 1 滴 0.9% 氯化钠溶液混合，于高倍显微镜下寻找线索细胞。镜下线索细胞数量占鳞状上皮细胞比例大于20%，可以诊断细菌性阴道病。线索细胞即为表面黏附了大量细小颗粒的阴道脱落鳞状上皮细胞，这些细小颗粒为加德纳菌及其他厌氧菌，使得高倍显微镜下所见的鳞状上皮细胞表面毛糙、模糊、边界不清，边缘呈锯齿状。

（2）匀质、稀薄、灰白色阴道分泌物，常黏附于阴道壁。

（3）阴道分泌物 pH>4.5。

（4）胺试验（whiff test）阳性. 取阴道分泌物少许放在玻片上，加入10%氢氧化钾溶液1~2滴，产生烂鱼肉样腥臭气味，系因胺遇碱释放氨所致。

除上述临床诊断标准外，还可应用 Nugent 革兰染色评分，根据阴道分泌物的各种细菌相对浓度进行诊断。目前有研究显示厌氧菌预成酶的检测有助于细菌性阴道病的辅助诊断，大部分患者唾液酸苷酶阳性。细菌性阴道病由阴道微生物菌群失调造成，因此细菌培养在诊断中意义不大。

【治疗】

治疗选用抗厌氧菌药物，主要有甲硝唑、替硝唑、克林霉素。甲硝唑可抑制厌氧菌生长而不影响乳杆菌生长，是较理想的治疗药物。

（一）全身用药

首选为甲硝唑400mg，口服，每日2次，共7日；其次为替硝唑2g，口服，每日1次，连服3日；或替硝唑1g，口服，每日1次，连服5日；或克林霉素300mg，口服，每日2次，连服7日。不推荐使用甲硝唑2g顿服。

（二）局部用药

甲硝唑制剂200mg，每晚1次，连用7日；或2%克林霉素软膏阴道涂抹，每次5g，每晚1次，连用7日。哺乳期以选择局部用药为宜。

（三）注意事项

①BV可能导致子宫内膜炎、盆腔炎性疾病及子宫切除后阴道残端感染，准

备进行宫腔手术操作或子宫切除的患者即使无症状也需要接受治疗；②BV 与绒毛膜羊膜炎、胎膜早破、早产、产后子宫内膜炎等不良妊娠结局有关，有症状的妊娠期患者均应接受治疗；③细菌性阴道病复发者可选择与初次治疗不同的抗厌氧菌药物，也可试用阴道乳杆菌制剂恢复及重建阴道的微生态平衡。

第七节　萎缩性阴道炎

萎缩性阴道炎为雌激素水平降低、局部抵抗力下降引起的、以需氧菌感染为主的阴道炎症。常见于自然绝经或人工绝经后的妇女，也可见于产后闭经、接受药物假绝经治疗者。

【病因】

绝经后妇女因卵巢功能衰退或缺失，雌激素水平降低，阴道壁萎缩，黏膜变薄，上皮细胞内糖原减少，阴道内 pH 升高（多为 5.0~7.0)，嗜酸的乳杆菌不再为优势菌，局部抵抗力降低，以需氧菌为主的其他致病菌过度繁殖，从而引起炎症。

【临床表现】

主要症状为外阴灼热不适、瘙痒，阴道分泌物稀薄，呈淡黄色；感染严重者阴道分泌物呈脓血性。可伴有性交痛。检查时见阴道皱襞消失、萎缩、菲薄。阴道黏膜充血，有散在小出血点或点状出血斑，有时见浅表溃疡。

【诊断】

根据绝经、卵巢手术史、盆腔放射治疗史及临床表现，排除其他疾病，可以诊断。阴道分泌物镜检见大量白细胞而未见滴虫、假丝酵母菌等致病菌。萎缩性阴道炎患者因受雌激素水平低落的影响，阴道上皮脱落细胞量少且多为基底层细胞。对有血性阴道分泌物者，应与生殖道恶性肿瘤进行鉴别。对出现阴道壁肉芽组织及溃疡情况者，需行局部活组织检查，与阴道癌相鉴别。

【治疗】

治疗原则为补充雌激素，增加阴道抵抗力；使用抗生素抑制细菌生长。

（一）补充雌激素

补充雌激素主要是针对病因的治疗，以增加阴道抵抗力。雌激素制剂可局部给药，也可全身给药。局部涂抹雌三醇软膏，每日 1~2 次，连用 14 日。口服替勃龙 2.5mg，每日 1 次，也可选用其他雌孕激素制剂连续联合用药。

（二）抑制细菌生长

阴道局部应用抗生素如诺氟沙星制剂 100mg，放于阴道深部，每日 1 次，7~10 日为 1 个疗程。对阴道局部干涩明显者，可应用润滑剂。

第八节　婴幼儿外阴阴道炎

婴幼儿外阴阴道炎是因婴幼儿外阴皮肤黏膜薄、雌激素水平低及阴道内异物等所致的外阴阴道继发感染。常见于 5 岁以下婴幼儿，多与外阴炎并存。

【病因】

由于婴幼儿的解剖、生理特点，其外阴阴道容易发生炎症。①婴幼儿外阴尚未完全发育好，不能遮盖尿道口及阴道前庭，细菌容易侵入；②婴幼儿阴道环境与成人不同，新生儿出生后 2~3 周，母体来源的雌激素水平下降，自身雌激素水平低，阴道上皮薄，糖原少，pH 升至 6.0~8.0，乳杆菌没有成为优势菌，阴道抵抗力差，易受其他细菌感染；③婴幼儿卫生习惯不良，外阴不洁、尿液及粪便污染、外阴损伤或蛲虫感染，均可引起炎症；④阴道内误放异物，造成继发感染。常见病原体有大肠埃希菌及葡萄球菌、链球菌等，淋病奈瑟菌、阴道毛滴虫、白假丝酵母菌也为常见病原体。病原体常通过患病成人的手、衣物、毛巾、浴盆等间接传播。

【临床表现】

主要症状为阴道分泌物增多，呈脓性。临床上多由监护人发现婴幼儿内裤有脓性分泌物而就诊。大量分泌物刺激引起外阴痛痒，患儿哭闹、烦躁不安或用手搔抓外阴。部分患儿伴有下泌尿道感染，出现尿急、尿频、尿痛。检查可见外阴、阴蒂、尿道口、阴道口黏膜充血、水肿，有时可见脓性分泌物自阴道口流出。病情严重者，外阴表面可见溃疡，小阴唇可发生粘连。粘连的小阴唇有时遮盖阴道口及尿道口，粘连的上、下方可各有一裂隙，尿自裂隙排出。

【诊断】

婴幼儿语言表达能力差，采集病史常需详细询问患者监护人。结合症状及查体所见，通常可做出初步诊断。可用细棉拭子或吸管取阴道分泌物做病原学检查，以明确病原体；必要时做细菌及真菌培养。必要时还应做肛诊排除阴道异物及肿瘤。对有小阴唇粘连者，应注意与外生殖器畸形鉴别。

【治疗】

①保持外阴清洁、干燥，减少摩擦。②针对病原体选择相应口服抗生素治疗，或用吸管将抗生素溶液滴入阴道。③对症处理。有蛲虫者，给予驱虫治疗；若阴道内有异物，应及时取出；小阴唇粘连者外涂雌激素软膏后，多可松解，严重者应分离粘连，并涂以抗生素软膏。

第六章　子宫颈炎症

子宫颈炎症是妇科常见疾病之一，包括子宫颈阴道部炎症及子宫颈管黏膜炎症。因子宫颈阴道部鳞状上皮与阴道鳞状上皮相延续，阴道炎症均可引起子宫颈阴道部炎症。由于子宫颈管黏膜上皮为单层柱状上皮，抗感染能力较差，易发生感染。临床多见的子宫颈炎是急性子宫颈管黏膜炎，若急性子宫颈炎未经及时诊治或病原体持续存在，可导致慢性子宫颈炎症。

第一节　急性子宫颈炎

急性子宫颈炎，指子宫颈发生急性炎症，包括局部充血、水肿，上皮变性、坏死，黏膜、黏膜下组织、腺体周围见大量中性粒细胞浸润，腺腔中可有脓性分泌物。急性子宫颈炎可由多种病原体引起，也可由物理因素、化学因素刺激或机械性子宫颈损伤、子宫颈异物伴发感染所致。

【病因及病原体】

急性子宫颈炎的病原体：①性传播疾病病原体：淋病奈瑟菌及沙眼衣原体，主要见于性传播疾病的高危人群；②内源性病原体：部分子宫颈炎发病与细菌性阴道病病原体、生殖支原体感染有关。但也有部分患者的病原体不清楚。沙眼衣原体及淋病奈瑟菌均感染子宫颈管柱状上皮，沿黏膜面扩散引起浅层感染，病变以子宫颈管明显。除子宫颈管柱状上皮外，淋病奈瑟菌还常侵袭尿道移行上皮、尿道旁腺及前庭大腺。

【临床表现】

大部分患者无症状。有症状者主要表现为阴道分泌物增多，呈黏液脓性，阴道分泌物刺激可引起外阴瘙痒及灼热感。此外，可出现经间期出血、性交后出血等症状。若合并尿路感染，可出现尿急、尿频、尿痛。妇科检查见子宫颈充血、水肿、黏膜外翻，有黏液脓性分泌物附着甚至从子宫颈管流出，子宫颈管黏膜质脆，容易诱发出血。若为淋病奈瑟菌感染，因尿道旁腺、前庭大腺受累，可见尿道口、阴道口黏膜充血、水肿以及多量脓性分泌物。

【诊断】

出现两个特征性体征之一、显微镜检查子宫颈或阴道分泌物白细胞增多，可做出急性子宫颈炎症的初步诊断。子宫颈炎症诊断后，需进一步做沙眼衣原体和淋病奈瑟菌的检测。

（一）特征性体征

两个特征性体征，具备一个或两个同时具备：

（1）于子宫颈管或子宫颈管棉拭子标本上，肉眼见到脓性或黏液脓性分泌物。

（2）用棉拭子擦拭子宫颈管时，容易诱发子宫颈管内出血。

（二）白细胞检测

子宫颈管分泌物或阴道分泌物中白细胞增多，后者需排除引起白细胞增多的阴道炎症。

（1）子宫颈管脓性分泌物涂片作革兰染色，中性粒细胞>30/高倍视野。

（2）阴道分泌物湿片检查白细胞>10/高倍视野。

（三）病原体检测

应作沙眼衣原体和淋病奈瑟菌的检测，以及有无细菌性阴道病及滴虫阴道炎。检测淋病奈瑟菌常用的方法有：①分泌物涂片革兰染色，查找中性粒细胞中有无革兰阴性双球菌，由于子宫颈分泌物涂片的敏感性、特异性差，不推荐用于女性淋病的诊断方法；②淋病奈瑟菌培养，为诊断淋病的"金标准"方法；③核酸检测，包括核酸杂交及核酸扩增，尤其核酸扩增方法诊断淋病奈瑟菌感染的敏感性、特异性高。检测沙眼衣原体常用的方法有：①衣原体培养，因其方法复杂，临床少用；②酶联免疫吸附试验检测沙眼衣原体抗原，为临床常用的方法；③核酸检测，包括核酸杂交及核酸扩增，尤以后者为检测沙眼衣原体感染敏感、特异的方法。但应做好质量控制，避免污染。

若子宫颈炎症进一步加重，可导致上行感染，因此对子宫颈炎患者应注意有无上生殖道感染。

【治疗】

主要为抗生素药物治疗。可根据不同情况采用经验性抗生素治疗及针对病原体的抗生素治疗。

（一）经验性抗生素治疗

对有以下性传播疾病高危因素的患者（如年龄小于 25 岁，多性伴或新性伴，并且为无保护性性交或性伴患 STD），在未获得病原体检测结果前，可采用经验性抗生素治疗，方案为阿奇霉素 1g 单次顿服；或多西环素 100mg，每日 2 次，连服 7 日。

（二）针对病原体的抗生素治疗

对于获得病原体者，选择针对病原体的抗生素。

1. 单纯急性淋病奈瑟菌性子宫颈炎

主张大剂量、单次给药，常用药物有头孢菌素及头孢霉素类药物，前者如头孢曲松钠 250mg，单次肌内注射；或头孢克肟 400mg，单次口服；也可选择头孢唑肟 500mg，肌内注射；头孢噻肟钠 500mg，肌内注射；后者如头孢西丁 2g，肌内注射，加用丙磺舒 1g 口服；另可选择氨基糖苷类抗生素中的大观霉素 4g，单次肌内注射。

2. 沙眼衣原体感染所致子宫颈炎

治疗药物主要有：①四环素类：如多西环素 100mg，每日 2 次，连服 7 日；米诺环素 0.1g，每日 2 次，连服 7~10 日；②大环内酯类：主要有阿奇霉素 1g，单次顿服；克拉霉素 0.25g，每日 2 次，连服 7~10 日；红霉素 500mg，每日 4 次，连服 7 日；③氟喹诺酮类－主要有氧氟沙星 300mg，每日 2 次，连服 7 日；左氧氟沙星 500mg，每日 1 次，连服 7 日；莫西沙星 400mg，每日 1 次，连服 7 日。

由于淋病奈瑟菌感染常伴有衣原体感染，因此，若为淋菌性子宫颈炎，治疗时除选用抗淋病奈瑟菌药物外，同时应用抗衣原体感染药物。

3. 合并细菌性阴道病

同时治疗细菌性阴道病，否则将导致子宫颈炎持续存在。

(三) 性伴侣的处理

若子宫颈炎患者的病原体为淋病奈瑟菌或沙眼衣原体，应对其性伴进行相应的检查及治疗。

第二节 慢性子宫颈炎

慢性子宫颈炎指子宫颈间质内有大量淋巴细胞、架细胞等慢性炎细胞浸润，可伴有子宫颈腺上皮及间质的增生和鳞状上皮化生。慢性子宫颈炎症可由急性子宫颈炎症迁延而来，也可为病原体持续感染所致，病原体与急性子宫颈炎相似。

【病理】

(一) 慢性子宫颈管黏膜炎

由于子宫颈管黏膜皱襞较多，感染后容易形成持续性子宫颈黏膜炎，表现为子宫颈管黏液增多及脓性分泌物，反复发作。

（二）子宫颈息肉

是子宫颈管腺体和间质的局限性增生，并向子宫颈外口突出形成息肉。检查见子宫颈息肉通常为单个，也可为多个，红色，质软而脆，呈舌形，可有蒂，蒂宽窄不一，根部可附在子宫颈外口，也可在子宫颈管内。光镜下见息肉表面被覆高柱状上皮，间质水肿、血管丰富以及慢性炎性细胞浸润。子宫颈息肉极少恶变，但应与子宫的恶性肿瘤鉴别。

（三）子宫颈肥大

慢性炎症的长期刺激导致腺体及间质增生。此外，子宫颈深部的腺囊肿均可使子宫颈呈不同程度肥大，硬度增加。

【临床表现】

慢性子宫颈炎多无症状，少数患者可有持续或反复发作的阴道分泌物增多，淡黄色或脓性，性交后出血，月经间期出血，偶有分泌物刺激引起外阴瘙痒或不适。妇科检查可发现黄色分泌物覆盖子宫颈口或从子宫颈口流出，或在糜烂样改变的基础上同时伴有子宫颈充血、水肿、脓性分泌物增多或接触性出血，也可表现为子宫颈息肉或子宫颈肥大。

【诊断及鉴别诊断】

根据临床表现可初步做出慢性子宫颈炎的诊断，但应注意将妇科检查所发现的阳性体征与子宫颈的常见病理生理改变进行鉴别。

（一）子宫颈柱状上皮异位和子宫颈鳞状上皮内病变

除慢性子宫颈炎外，子宫颈的生理性柱状上皮异位、子宫颈鳞状上皮内病变，甚至早期子宫颈癌也可表现为子宫颈糜烂样改变。生理性柱状上皮异位是阴道镜下描述子宫颈管内的柱状上皮生理性外移至子宫颈阴道部的术语，由于柱状上皮菲薄，其下间质透出而成肉眼所见的红色。曾将此种情况称为"宫颈糜烂"，并认为是慢性子宫颈炎最常见的病理类型之一。目前已明确"宫颈糜烂"并不是病理学上的上皮溃疡、缺失所致的真性糜烂，也与慢性子宫颈炎症的定义即间质中出现慢性炎细胞浸润并不一致。因此，"宫颈糜烂"作为慢性子宫颈炎症的诊断术语已不再恰当。子宫颈糜烂样改变只是一个临床征象，可为生理性改变，也可为病理性改变。生理性柱状上皮异位多见于青春期、生育期妇女雌激素分泌旺盛者、口服避孕药或妊娠期，由于雌激素的作用，鳞柱交界部外移，子宫颈局部呈糜烂样改变外观。此外，子宫颈鳞状上皮内病变及早期子宫颈癌也可使子宫颈呈糜烂样改变，因此对于子宫颈糜烂样改变者需进行子宫颈细胞学检查和（或）HPV检测，必要时行阴道镜及活组织检查以除外子宫颈鳞状上皮内病变或子宫颈癌。

（二）子宫颈腺囊肿

子宫颈腺囊肿绝大多数情况下是子宫颈的生理性变化。子宫颈转化区内鳞状上皮取代柱状上皮过程中，新生的鳞状上皮覆盖子宫颈腺管口或伸入腺管，将腺管口阻塞，导致腺体分泌物引流受阻，潴留形成囊肿。子宫颈局部损伤或子宫颈慢性炎症使腺管口狭窄，也可导致子宫颈腺囊肿形成。镜下见囊壁被覆单层扁平、立方或柱状上皮。浅部的子宫颈腺囊肿检查见子宫颈表面突出单个或多个青白色小囊泡，容易诊断。子宫颈腺囊肿通常不需处理。但深部的子宫颈腺囊肿，子宫颈表面无异常，表现为子宫颈肥大，应与子宫颈腺癌鉴别。

（三）子宫恶性肿瘤

子宫颈息肉应与子宫颈的恶性肿瘤以及子宫体的恶性肿瘤相鉴别，因后两者也可呈息肉状，从子宫颈口突出，鉴别方法行子宫颈息肉切除，病理组织学检查确诊。除慢性炎症外，内生型子宫颈癌尤其腺癌也可引起子宫颈肥大，因此对子宫颈肥大者，需行子宫颈细胞学检查，必要时行子宫颈管搔刮术进行鉴别。

【治疗】

(一) 慢性子宫颈管黏膜炎

对持续性子宫颈管黏膜炎症，需了解有无沙眼衣原体及淋病奈瑟菌的再次感染、性伴是否已进行治疗、阴道微生物群失调是否持续存在，针对病因给予治疗。对病原体不清者，尚无有效治疗方法。对子宫颈呈糜烂样改变、有接触性出血且反复药物治疗无效者，可试用物理治疗。物理治疗注意事项：①治疗前，应常规行子宫颈癌筛查；②有急性生殖道炎症列为禁忌；③治疗时间应选在月经干净后 3 日内进行；④物理治疗后有阴道分泌物增多，甚至有大量水样排液，术后 1~2 周脱痂时可有少许出血；⑤在创面尚未愈合期间 (4~8 周) 禁盆浴、性交和阴道冲洗；⑥物理治疗有引起术后出血，子宫颈狭窄，不孕，感染的可能，治疗后应定期复查，观察创面愈合情况直到痊愈，同时注意有无子宫颈管狭窄。

(二) 子宫颈息肉

行息肉摘除术，术后将切除息肉送组织学检查。

(三) 子宫颈肥大

一般无需治疗。

第七章 盆腔炎性疾病及生殖器结核

盆腔炎性疾病是常见的女性上生殖道感染性疾病，若未及时处理或处理不彻底，将严重影响妇女的生殖健康。生殖器结核的发病率有升高趋势，需引起足够的重视。

第一节 盆腔炎性疾病

盆腔炎性疾病指女性上生殖道的一组感染性疾病，主要包括子宫内膜炎、输卵管炎、输卵管卵巢脓肿、盆腔腹膜炎。炎症可局限于一个部位，也可同时累及几个部位，以输卵管炎、输卵管卵巢炎最常见。盆腔炎性疾病多发生在性活跃的生育期妇女，初潮前、无性生活和绝经后妇女很少发生盆腔炎性疾病，即使发生也常常是邻近器官炎症的扩散。盆腔炎性疾病若未能得到及时、彻底治疗，可导致不孕、输卵管妊娠、慢性盆腔痛，炎症反复发作，从而严重影响妇女的生殖健康，且增加家庭与社会经济负担。

【女性生殖道的自然防御功能】

女性生殖道的解剖、生理、生化及免疫学特点具有比较完善的自然防御功能，以抵御感染的发生；健康妇女阴道内虽有某些微生物存在，但通常保持生态平衡状态，并不引起炎症。

（一）解剖生理特点

（1）两侧大阴唇自然合拢，遮掩阴道口、尿道口。

（2）由于盆底肌的作用，阴道口闭合，阴道前后壁紧贴，可防止外界污染。

阴道正常微生物群尤其是乳杆菌，可抑制其他细菌生长。

（3）子宫颈内口紧闭，子宫颈管黏膜为分泌黏液的单层高柱状上皮所覆盖，黏膜形成皱褶、嵴突或陷窝，从而增加黏膜表面积；子宫颈管分泌大量黏液形成胶冻状黏液栓，成为上生殖道感染的机械屏障。

（4）生育期妇女子宫内膜周期性剥脱，也是消除宫腔感染的有利条件。

（5）输卵管黏膜上皮细胞的纤毛向宫腔方向摆动以及输卵管的蠕动，均有利于阻止病原体侵入。

（二）生化特点

子宫颈黏液栓内含乳铁蛋白、溶菌酶，可抑制病原体侵入子宫内膜。子宫内膜与输卵管分泌液都含有乳铁蛋白、溶菌酶，清除偶尔进入宫腔及输卵管的病原体。

（三）生殖道黏膜免疫系统

生殖道黏膜如阴道黏膜、子宫颈和子宫聚集有不同数量的淋巴细胞，包括T细胞、B细胞。此外，中性粒细胞、巨噬细胞、补体以及一些细胞因子，均在局部有重要的免疫功能，发挥抗感染作用。

当自然防御功能遭到破坏，或机体免疫功能降低、内分泌发生变化或外源性病原体侵入，均可导致炎症发生。

【病原体及其致病特点】

盆腔炎性疾病的病原体有外源性及内源性两个来源，两种病原体可单独存在，但通常为混合感染，可能是外源性的衣原体或淋病奈瑟菌感染造成输卵管损伤后，容易继发内源性的需氧菌及厌氧菌感染。

（一）外源性病原体

主要为性传播疾病的病原体，如沙眼衣原体、淋病奈瑟菌。其他有支原体，包括人型支原体、生殖支原体以及解脲支原体，其中以生殖支原体为主。

（二）内源性病原体

来自原寄居于阴道内的微生物群，包括需氧菌及厌氧菌，可以仅为需氧菌或仅为厌氧菌感染，但以需氧菌及厌氧菌混合感染多见。主要的需氧菌及兼性厌氧菌有金黄色葡萄球菌、溶血性链球菌、大肠埃希菌；厌氧菌有脆弱类杆菌、消化球菌、消化链球菌。厌氧菌感染的特点是容易形成盆腔脓肿、感染性血栓静脉炎，脓液有粪臭并有气泡。70%~80%盆腔脓肿可培养出厌氧菌。

【感染途径】

（一）沿生殖道黏膜上行蔓延

病原体侵入外阴、阴道后，或阴道内的病原体沿子宫颈黏膜、子宫内膜、输卵管黏膜，蔓延至卵巢及腹腔，是非妊娠期、非产褥期盆腔炎性疾病的主要感染途径。淋病奈瑟菌、沙眼衣原体及葡萄球菌等，常沿此途径扩散。

（二）经淋巴系统蔓延

病原体经外阴、阴道、子宫颈及宫体创伤处的淋巴管侵入盆腔结缔组织及内生殖器其他部分，是产褥感染、流产后感染及放置宫内节育器后感染的主要感染途径。链球菌、大肠埃希菌、厌氧菌多沿此途径蔓延。

（三）经血液循环传播

病原体先侵入人体的其他系统，再经血液循环感染生殖器，为结核菌感染的主要途径。

（四）直接蔓延

腹腔其他脏器感染后，直接蔓延到内生殖器，如阑尾炎可引起右侧输卵管炎。

【高危因素】

了解高危因素利于盆腔炎性疾病的正确诊断及预防。

（一）年龄

据美国资料，盆腔炎性疾病的高发年龄为 15~25 岁。年轻妇女容易发生盆腔炎性疾病可能与频繁性活动、子宫颈柱状上皮异位、子宫颈黏液机械防御功能较差有关。

（二）性活动

盆腔炎性疾病多发生在性活跃期妇女，尤其是初次性交年龄小、有多个性伴侣、性交过频以及性伴侣有性传播疾病者。

（三）下生殖道感染

下生殖道感染如淋病奈瑟菌性子宫颈炎、沙眼衣原体性子宫颈炎以及细菌性阴道病与盆腔炎性疾病的发生密切相关。

（四）子宫腔内手术操作后感染

如刮宫术、输卵管通液术、子宫输卵管造影术、宫腔镜检查等，由于手术所致生殖道黏膜损伤、出血、坏死，导致下生殖道内源性病原体上行感染。

（五）性卫生不良

经期性交，使用不洁月经垫等，均可使病原体侵入而引起炎症。此外，低收入群体不注意性卫生保健，阴道冲洗者盆腔炎性疾病的发生率高。

（六）邻近器官炎症直接蔓延

如阑尾炎、腹膜炎等蔓延至盆腔，病原体以大肠埃希菌为主。

（七）盆腔炎性疾病再次急性发作

盆腔炎性疾病所致的盆腔广泛粘连、输卵管损伤、输卵管防御能力下降，容易造成再次感染，导致急性发作。

【病理及发病机制】

（一）急性子宫内膜炎及子宫肌炎

子宫内膜充血、水肿，有炎性渗出物，严重者内膜坏死、脱落形成溃疡。镜下见大量白细胞浸润，炎症向深部侵入形成子宫肌炎。

（二）急性输卵管炎、输卵管积脓、输卵管卵巢脓肿

急性输卵管炎症因病原体传播途径不同而有不同的病变特点。

1. 炎症经子宫内膜向上蔓延

首先引起输卵管黏膜炎，输卵管黏膜肿胀、间质水肿及充血、大量中性粒细胞浸润，严重者输卵管上皮发生退行性变或成片脱落，引起输卵管黏膜粘连，导致输卵管管腔及伞端闭锁，若有脓液积聚于管腔内则形成输卵管积脓。淋病奈瑟菌及大肠埃希菌、类杆菌以及普雷沃菌，除直接引起输卵管上皮损伤外，其细胞壁脂多糖等内毒素引起输卵管纤毛大量脱落，导致输卵管运输功能减退、丧失。因衣原体的热休克蛋白与输卵管热休克蛋白有相似性，感染后引起的交叉免疫反应可损伤输卵管，导致严重输卵管黏膜结构及功能破坏，并引起盆腔广泛粘连。

2. 病原菌通过子宫颈的淋巴播散

通过宫旁结缔组织，首先侵及浆膜层，发生输卵管周围炎，然后累及肌层，而输卵管黏膜层可不受累或受累极轻。病变以输卵管间质炎为主，其管腔常可因肌壁增厚受压变窄，但仍能保持通畅。轻者输卵管仅有轻度充血、肿胀、略增粗；严重者输卵管明显增粗、弯曲，纤维素性脓性渗出物增多，造成与周围组织粘连。

卵巢很少单独发炎，白膜是良好的防御屏障，卵巢常与发炎的输卵管伞端粘连而发生卵巢周围炎，称为输卵管卵巢炎，习称附件炎。炎症可通过卵巢排卵的破孔侵入卵巢实质形成卵巢脓肿，脓肿壁与输卵管积脓粘连并穿通，形成输卵管卵巢脓肿。输卵管卵巢脓肿可为一侧或两侧，约半数是在可识别的急性盆腔炎性疾病初次发病后形成，另一部分是屡次急性发作或重复感染而形成。输卵管卵巢脓肿多位于子宫后方或子宫、阔韧带后叶及肠管间粘连处，可破入直肠或阴道，若破入腹腔则引起弥漫性腹膜炎。

（三）急性盆腔腹膜炎

盆腔内生殖器发生严重感染时，往往蔓延到盆腔腹膜，表现为腹膜充血、水肿，并有少量含纤维素的渗出液，形成盆腔脏器粘连。当有大量脓性渗出液积聚于粘连的间隙内，可形成散在脓肿；积聚于直肠子宫陷凹处形成盆腔脓肿，较多见。脓肿可破入直肠而使症状突然减轻，也可破入腹腔引起弥漫性腹膜炎。

（四）急性盆腔结缔组织炎

病原体经淋巴管进入盆腔结缔组织而引起结缔组织充血、水肿及中性粒细胞浸润。以宫旁结缔组织炎最常见，开始局部增厚，质地较软，边界不清，以后向两侧盆壁呈扇形浸润，若组织化脓形成盆腔腹膜外脓肿，可自发破入直肠或阴道。

（五）败血症及脓毒败血症

当病原体毒性强、数量多、患者抵抗力降低时，常发生败血症。发生盆腔炎性疾病后，若身体其他部位发现多处炎症病灶或脓肿者，应考虑有脓毒败血症存在，但需经血培养证实。

（六）肝周围炎（Fitz-Hugh-Curtis 综合征）

指肝包膜炎症而无肝实质损害的肝周围炎。淋病奈瑟菌及衣原体感染均可引起。由于肝包膜水肿，吸气时右上腹疼痛。肝包膜上有脓性或纤维渗出物，早期在肝包膜与前腹壁腹膜之间形成松软粘连，晚期形成琴弦样粘连。5%~10%输卵管炎可出现肝周围炎，临床表现为继下腹痛后出现右上腹痛，或下腹疼痛与右上腹疼痛同时出现。

【临床表现】

可因炎症轻重及范围大小而有不同的临床表现。轻者无症状或症状轻微。常见症状为下腹痛、阴道分泌物增多。腹痛为持续性，活动或性交后加重。若病情严重可出现发热甚至高热、寒战、头痛、食欲缺乏。月经期发病可出现经量增多、经期延长。若有腹膜炎，出现消化系统症状如恶心、呕吐、腹胀、腹泻等。伴有泌尿系统感染可有尿急、尿频、尿痛症状。若有脓肿形成，可有下腹包块及局部压迫刺激症状；包块位于子宫前方可出现膀胱刺激症状，如排尿困难、尿频，若引起膀胱肌炎还可有尿痛等；包块位于子宫后方可有直肠刺激症状，出现腹泻、里急后重感和排便困难。若有输卵管炎的症状及体征，并同时有右上腹疼痛者，应怀疑有肝周围炎。

患者体征差异较大，轻者无明显异常发现，或妇科检查仅发现子宫颈举痛或宫体压痛或附件区压痛。严重病例呈急性病容，体温升高，心率加快，下腹部有压痛、反跳痛及肌紧张，甚至出现腹胀，肠鸣音减弱或消失。妇科检查：阴道可见脓性臭味分泌物；子宫颈充血、水肿，将子宫颈表面分泌物拭净，若见脓性分泌物从子宫颈口流出，说明子宫颈管黏膜或宫腔有急性炎症。子宫颈举痛；宫体稍大，有压痛，活动受限；子宫两侧压痛明显，若为单纯输卵管炎，可触及增粗的输卵管，压痛明显；若为输卵管积脓或输卵管卵巢脓肿，可触及包块且压痛明显，不活动；宫旁结缔组织炎时，可扪及宫旁一侧或两侧片状增厚，或两侧宫骶韧带高度水肿、增粗，压痛明显；若有盆腔脓肿形成且位置较低时，则后穹隆触痛明显，可在子宫直肠陷窝处触及包块，并可有波动感，三合诊检查更有利于了解盆腔脓肿的情况及与邻近器官的关系。

【诊断】

根据病史、症状、体征及实验室检查可做出初步诊断。由于盆腔炎性疾病的临床表现差异较大，临床诊断准确性不高（与腹腔镜相比，阳性预测值为65%~90%）。理想的盆腔炎性疾病诊断标准，既要敏感性高，能发现轻微病例，又要特异性强，避免非炎症患者应用抗生素。但目前尚无单一的病史、体征或实验室检查，既敏感又特异。由于临床正确诊断盆腔炎性疾病比较困难，而延误诊断又导致盆腔炎性疾病后遗症的发生。2015年美国疾病预防和控制中心（Center for Disease Control and Prevention，CDC）推荐的盆腔炎性疾病的诊断标准（表7-1），旨在对年轻女性出现腹痛或有异常阴道分泌物或不规则阴道流血者，提高对盆腔炎性疾病的认识，对可疑患者做进一步评价，及时治疗，减少后遗症的发生。

表7-1　表盆腔炎性疾病的诊断标准（美国 CDC 诊断标准，2015 年）

最低标准（minimum criteria）
子宫颈举痛或子宫压痛或附件区压痛
附加标准（additional criteria）
体温超过 38.3℃（口表）
子宫颈异常黏液脓性分泌物或脆性增加
阴道分泌物湿片出现大量白细胞
红细胞沉降率升高
血 C-反应蛋白升高
实验室证实的子宫颈淋病奈瑟菌或衣原体阳性
特异标准（specific criteria）
子宫内膜活检组织学证实子宫内膜炎
阴道超声或磁共振检查显示输卵管增粗，输卵管积液，伴或不伴有盆腔积液、输卵管卵巢肿块，腹腔镜检查
发现盆腔炎性疾病征象

最低诊断标准提示在性活跃的年轻女性或者具有性传播疾病的高危人群，若出现下腹痛，并可排除其他引起下腹痛的原因，妇科检查符合最低诊断标准，即可给予经验性抗生素治疗。

附加标准可增加最低诊断标准的特异性，多数盆腔炎性疾病患者有子宫颈黏液脓性分泌物，或阴道分泌物0.9%氯化钠溶液湿片中见到大量白细胞，若子宫颈分泌物正常并且阴道分泌物镜下见不到白细胞，盆腔炎性疾病的诊断需慎重，应考虑其他引起腹痛的疾病。阴道分泌物检查还可同时发现是否合并阴道感染，如细菌性阴道病及滴虫阴道炎。

特异标准基本可诊断盆腔炎性疾病，但由于除超声检查及磁共振检查外，均为有创检查，特异标准仅适用于一些有选择的病例。腹腔镜诊断盆腔炎性疾病标准包括：①输卵管表面明显充血；②输卵管壁水肿；③输卵管伞端或浆膜面有脓性渗出物。腹腔镜诊断输卵管炎准确率高，并能直接采取感染部位的分泌物做细菌培养，但临床应用有一定局限性，如对轻度输卵管炎的诊断准确性较低、对单独存在的子宫内膜炎无诊断价值，因此并非所有怀疑盆腔炎性疾病的患者均需腹腔镜检查。

在做出盆腔炎性疾病的诊断后，需进一步明确病原体。子宫颈管分泌物及后穹隆穿刺液的涂片、培养及核酸扩增检测病原体，虽不如通过剖腹探查或腹腔镜直接采取感染部位的分泌物做培养及药敏准确，但临床较实用，对明确病原体有帮助。涂片可作革兰染色，可以根据细菌形态为及时选用抗生素提供线索；培养阳性率高，并可做药敏试验。除病原体检查外，还可根据病史（如是否为性传播疾病高危人群）、临床症状及体征特点初步判断病原体。

【鉴别诊断】

盆腔炎性疾病应与急性阑尾炎、输卵管妊娠流产或破裂、卵巢囊肿蒂扭转或破裂等急症相鉴别。

【治疗】

主要为抗生素药物治疗，必要时手术治疗。抗生素治疗可清除病原体，改善症状及体征，减少后遗症。经恰当的抗生素积极治疗，绝大多数盆腔炎性疾病能彻底治愈。抗生素的治疗原则：经验性、广谱、及时和个体化。初始治疗往往根据病史、临床表现以及当地的流行病学推断病原体，给予经验性抗生素治疗。由于盆腔炎性疾病的病原体多为淋病奈瑟菌、衣原体以及需氧菌、厌氧菌的混合感染，需氧菌及厌氧菌又有革兰阴性及革兰阳性之分，故抗生素的选择应涵盖以上病原体，选择广谱抗生素或联合用药。根据药敏试验选用抗生素较合理，但通常需在获得实验室结果后才能给予。在盆腔炎性疾病诊断 48 小时内及时用药将明显降低后遗症的发生。具体选用的方案根据医院的条件、患者的病情及接受程度、药物有效性及性价比等综合考虑选择个体化治疗方案。

（一）门诊治疗

若患者一般状况好，症状轻，能耐受口服抗生素，并有随访条件，可在门诊给予非静脉应用（口服或肌内注射）抗生素，常用给药方案见表 7-2。

表 7-2　PID 非静脉给药方案

方案 A
头孢曲松钠 250mg，单次肌内注射；或头孢西丁钠 2g，单次肌内注射；（也可选用其他三代头孢类抗生素如头孢噻肟、头孢唑肟钠）
为覆盖厌氧菌，加用硝基咪唑类药物
甲硝唑 0.4g，每 12 小时 1 次，口服 14 日；
为覆盖沙眼衣原体或支原体，可加用
多西环素 0.1g，每 12 小时 1 次，口服，10~14 日；或
米诺环素 0.1g，每 12 小时 1 次，口服，10~14 日；或
阿奇霉素 0.5g，每日 1 次，连服 1~2 日后改为 0.25g，每日 1 次，连服 5~7 日
方案 B
氧氟沙星 400mg 口服，每日 2 次，连用 14 日；或
左氧氟沙星 500mg 口服，每日 1 次，连用 14 日，同时加用
甲硝唑 0.4g，每日 2~3 次，口服，连用 14 日

（二）住院治疗

若患者一般情况差，病情严重，伴有发热、恶心、呕吐；或有盆腔腹膜炎；或输卵管卵巢脓肿；或门诊治疗无效；或不能耐受口服抗生素；或诊断不清，均应住院给予抗生素药物治疗为主的综合治疗。

1. 支持疗法

卧床休息，半卧位有利于脓液积聚于直肠子宫陷凹而使炎症局限。给予高热量、高蛋白、高维生素流食或半流食，补充液体，注意纠正电解质紊乱及酸碱失衡。高热时采用物理降温。尽量避免不必要的妇科检查以免引起炎症扩散，有腹胀者应行胃肠减压。

2. 抗生素治疗

给药途径以静脉滴注收效快。

目前由于耐氟喹诺酮类药物淋病奈瑟菌株的出现，氟喹诺酮类药物不作为盆腔炎性疾病的首选药物。若存在以下因素：淋病奈瑟菌地区流行和个人危险因素低、有良好的随访条件、头孢菌素不能应用（对头孢菌素类药物过敏）等，可考虑应用氟喹诺酮类药物，但在开始治疗前，必须进行淋病奈瑟菌的检测。

3. 手术治疗

主要用于抗生素控制不满意的输卵管卵巢脓肿或盆腔脓肿。手术指征有：

（1）脓肿经药物治疗无效：输卵管卵巢脓肿或盆腔脓肿经药物治疗 48～72 小时，体温持续不降，患者中毒症状加重或包块增大者，应及时手术，以免发生脓肿破裂。

（2）脓肿持续存在：经药物治疗病情有好转，继续控制炎症数日（2～3 周），包块仍未消失但已局限化，可手术治疗。

（3）脓肿破裂：突然腹痛加剧，寒战、高热、恶心、呕吐、腹胀，检查腹部拒按或有中毒性休克表现，应怀疑脓肿破裂。若脓肿破裂未及时诊治，死亡率高。因此，一旦怀疑脓肿破裂，需立即在抗生素治疗的同时行手术治疗。

手术可根据情况选择经腹手术或腹腔镜手术，也可行超声或 CT 引导下的穿刺引流。手术范围应根据病变范围、患者年龄、一般状态等全面考虑。原则以切除病灶为主。年轻妇女应尽量保留卵巢功能，以采用保守性手术为主；年龄大、双侧附件受累或附件脓肿屡次发作者，可行全子宫及双附件切除术；对极度衰弱危重患者的手术范围须按具体情况决定，可在超声或 CT 引导下采用经皮引流技术。若盆腔脓肿位置低、突向阴道后穹隆时，可经阴道切开排脓，同时注入抗生素。

（三）中药治疗

主要为活血化瘀、清热解毒药物，如银翘解毒汤、安宫牛黄丸或紫血丹等。

【性伴侣的治疗】

对于盆腔炎性疾病患者出现症状前 60 日内接触过的性伴侣进行检查和治疗。如果最近一次性交发生在 6 个月前，则应对最后的性伴侣进行检查、治疗。在女性盆腔炎性疾病患者治疗期间应避免无保护性性交。

【随访】

对于抗生素治疗的患者，应在 72 小时内随诊，明确有无临床情况的改善。若抗生素治疗有效，在治疗后的 72 小时内患者的临床表现应有改善，如体温下降，腹部压痛、反跳痛减轻，子宫颈举痛、子宫压痛、附件区压痛减轻。若此期间症状无改善，需进一步检查，重新进行评价，必要时腹腔镜或手术探查。无论其性伴侣接受治疗与否，建议沙眼衣原体和淋病奈瑟菌感染者治疗后 3 个月复查上述病原体。若 3 个月时未复查，应于治疗后 1 年内任意 1 次就诊时复查。

【盆腔炎性疾病后遗症】

若盆腔炎性疾病未得到及时正确的诊断或治疗，可能会发生盆腔炎性疾病后遗症。主要病理改变为组织破坏、广泛粘连、增生及瘢痕形成，导致：①输卵管增生、增粗，输卵管阻塞；②输卵管卵巢粘连形成输卵管卵巢肿块；③若输卵管伞端闭锁、浆液性渗出物聚集形成输卵管积水或输卵管积脓或输卵管卵巢脓肿的脓液吸收，被浆液性渗出物代替形成输卵管积水或输卵管卵巢囊肿；④盆腔结缔组织表现为主、骶韧带增生、变厚，若病变广泛，可使子宫固定。

（一）临床表现

1. 不孕

输卵管粘连阻塞可致不孕。盆腔炎性疾病后不孕发生率为 20% ~ 30%。

2. 异位妊娠

盆腔炎性疾病后异位妊娠发生率是正常妇女的 8 ~ 10 倍。

3. 慢性盆腔痛

炎症形成的粘连、瘢痕以及盆腔充血，常引起下腹部坠胀、疼痛及腰骶部酸痛，常在劳累、性交后及月经前后加剧。文献报道约 20% 急性盆腔炎发作后遗留慢性盆腔痛。慢性盆腔痛常发生在盆腔炎性疾病急性发作后的 4 ~ 8 周。

4. 盆腔炎性疾病反复发作

由于盆腔炎性疾病造成的输卵管组织结构破坏，局部防御功能减退，若患者仍处于同样的高危因素，可造成再次感染导致盆腔炎性疾病反复发作。有盆腔炎性疾病病史者，约 25% 将再次发作。

（二）妇科检查

若为输卵管病变，则在子宫一侧或两侧触到呈索条状增粗的输卵管，并有轻度压痛；若为输卵管积水或输卵管卵巢囊肿，则在盆腔一侧或两侧触及囊性肿物，活动多受限；若为盆腔结缔组织病变，子宫常呈后倾后屈，活动受限或粘连固定，子宫一侧或两侧有片状增厚、压痛，宫骶韧带常增粗、变硬，有触痛。

（三）治疗

盆腔炎性疾病后遗症需根据不同情况选择治疗方案。不孕患者，多需要辅助生殖技术协助受孕。对慢性盆腔痛，尚无有效的治疗方法，对症处理或给予中药、理疗等综合治疗，治疗前需排除子宫内膜异位症等其他引起盆腔痛的疾病。盆腔炎性疾病反复发作者，抗生素药物治疗的基础上可根据具体情况，选择手术治疗。输卵管积水者需行手术治疗。

【预防】

①注意性生活卫生，减少性传播疾病。对沙眼衣原体感染高危妇女（如年龄<25岁、新的性伙伴、多个性伴侣、性伴侣有性传播疾病、社会地位低）筛查和治疗可减少盆腔炎性疾病发生率。②及时治疗下生殖道感染。虽然细菌性阴道病与盆腔炎性疾病相关，但检测和治疗细菌性阴道病能否降低盆腔炎性疾病发生率，至今尚不清楚。③公共卫生教育，提高公众对生殖道感染的认识及预防感染的重要性。④严格掌握妇科手术指征，做好术前准备，术时注意无菌操作，预防感染。⑤及时治疗盆腔炎性疾病，防止后遗症发生。

第二节　生殖器结核

由结核分枝杆菌引起的女性生殖器炎症，称为生殖器结核，又称结核性盆腔炎。多见于20~40岁妇女，也可见于绝经后的老年妇女。近年因耐多药结核、艾滋病的增加以及对结核病控制的松懈，生殖器结核发病率有升高趋势。一旦确诊为生殖器结核，应转诊至结核病专科医院治疗。

【传染途径】

生殖器结核是全身结核的表现之一，常继发于身体其他部位结核如肺结核、肠结核、腹膜结核等，约10%肺结核患者伴有生殖器结核。生殖器结核潜伏期很长，可达1~10年，多数患者在日后发现生殖器结核时，其原发病灶多已痊愈。生殖器结核常见的传染途径：

（一）血行传播

为最主要的传播途径。青春期时正值生殖器发育，血供丰富，结核菌易借血行传播。结核杆菌感染肺部后，大约 1 年内可感染内生殖器，由于输卵管黏膜有利于结核菌的潜伏感染，结核杆菌首先侵犯输卵管，然后依次扩散到子宫内膜、卵巢，侵犯子宫颈、阴道、外阴者较少。

（二）直接蔓延

腹膜结核、肠结核可直接蔓延到内生殖器。

（三）淋巴传播

较少见。消化道结核可通过淋巴管传播感染内生殖器。

（四）性交传播

极罕见。男性患泌尿系结核，通过性交传播上行感染。

【病理】

（一）输卵管结核

占女性生殖器结核的 90%~100%，即几乎所有的生殖器结核均累及输卵管，双侧性居多，但双侧的病变程度可能不同。输卵管增粗肥大，其伞端外翻如烟斗嘴状是输卵管结核的特有表现；也可表现为伞端封闭，管腔内充满干酪样物质；有的输卵管增粗，管壁内有结核结节；有的输卵管僵直变粗，峡部有多个结节隆起。输卵管浆膜面可见多个粟粒结节，有时盆腔腹膜、肠管表面及卵巢表面也布满类似结节，或并发腹腔积液型结核性腹膜炎。在输卵管管腔内见到干酪样物质，有助于同非结核性炎症相鉴别。输卵管常与其邻近器官如卵巢、子宫、肠曲广泛粘连。

（二）子宫内膜结核

常由输卵管结核蔓延而来，占生殖器结核的 50%～80%。输卵管结核患者约半数同时有子宫内膜结核。早期病变出现在宫腔两侧角，子宫大小、形状无明显变化，随着病情进展，子宫内膜受到不同程度结核病变破坏，最后代以瘢痕组织，可使宫腔粘连变形、缩小。

（三）卵巢结核

占生殖器结核的 20%～30%，主要由输卵管结核蔓延而来，因有白膜包围，通常仅有卵巢周围炎，侵犯卵巢深层较少。少部分卵巢结核由血液循环传播而致，可在卵巢深部形成结节及干酪样坏死性脓肿。

（四）子宫颈结核

常由子宫内膜结核蔓延而来或经淋巴或血液循环传播，较少见，占生殖器结核的 10%～20%。病变可表现为乳头状增生或溃疡，这时外观易与子宫颈癌混淆。

（五）盆腔腹膜结核

盆腔腹膜结核多合并输卵管结核。根据病变特征不同分渗出型和粘连型。渗出型以渗出为主，特点为腹膜及盆腔脏器浆膜面布满无数大小不等的散在灰黄色结节，渗出物为浆液性草黄色澄清液体，积聚于盆腔，有时因粘连形成多个包裹性囊肿；粘连型以粘连为主，特点为腹膜增厚，与邻近脏器之间发生紧密粘连，粘连间的组织常发生干酪样坏死，易形成瘘管。

【临床表现】

依病情轻重、病程长短而异。有的患者无任何症状，有的患者则症状较重。

（一）不孕

多数生殖器结核因不孕而就诊。在原发性不孕患者中生殖器结核为常见原因之一。由于输卵管黏膜破坏与粘连，常使管腔阻塞；或因输卵管周围粘连，有时管腔尚保持部分通畅，但黏膜纤毛被破坏，输卵管僵硬、蠕动受限，丧失运输功能；子宫内膜结核妨碍受精卵的着床与发育，也可致不孕。

（二）月经失调

早期因子宫内膜充血及溃疡，可有经量过多；晚期因子宫内膜遭不同程度破坏而表现为月经稀少或闭经。多数患者就诊时已为晚期。

（三）下腹坠痛

由于盆腔炎性疾病和粘连，可有不同程度的下腹坠痛，经期加重。

（四）全身症状

若为活动期，可有结核病的一般症状，如发热、盗汗、乏力、食欲缺乏、体重减轻等。轻者全身症状不明显，有时仅有经期发热，但症状重者可有高热等全身中毒症状。

（五）全身及妇科检查

由于病变程度与范围不同而有较大差异，较多患者因不孕行诊断性刮宫、子宫输卵管碘油造影及腹腔镜检查才发现患有盆腔结核，而无明显体征和其他自觉症状。严重盆腔结核常合并腹膜结核，检查腹部时有柔韧感或腹腔积液征，形成包裹性积液时，可触及囊性肿块，边界不清，不活动，表面因有肠管粘连，叩诊空响。子宫一般发育较差，往往因周围有粘连使活动受限。若附件受累，在子宫两侧可触及条索状的输卵管或输卵管与卵巢等粘连形成的大小不等及形状不规则的肿块，质硬、表面不平，呈结节状突起，或可触及钙化结节。

【诊断】

多数患者缺乏明显症状，阳性体征不多，故诊断时易被忽略。为提高确诊率，应详细询问病史，尤其当患者有原发不孕、月经稀少或闭经时；未婚女青年有低热、盗汗、盆腔炎性疾病或腹腔积液时；既往有结核病接触史或本人曾患肺结核、胸膜炎、肠结核时，均应考虑有生殖器结核的可能。下列辅助检查方法，可协助诊断。若能找到病原学或组织学证据即可确诊。常用的辅助诊断方法如下：

（一）子宫内膜病理检查

是诊断子宫内膜结核最可靠的依据。由于经前子宫内膜较厚，若有结核菌，此时阳性率高，故应选择在经前 1 周或月经来潮 6 小时内行刮宫术。术前 3 日及术后 4 日应每日肌内注射链霉素 0.75g 及口服异烟肼 0.3g，以预防刮宫引起结核病灶扩散。由于子宫内膜结核多由输卵管蔓延而来，故刮宫时应注意刮取子宫角部内膜，并将刮出物送病理检查，在病理切片上找到典型结核结节，诊断即可成立，但阴性结果并不能排除结核的可能。若有条件应将部分刮出物或分泌物做结核菌培养。遇有宫腔小而坚硬，无组织物刮出，结合临床病史及症状，也应考虑为子宫内膜结核，并作进一步检查。若子宫颈可疑结核，应做活组织检查确诊。

（二）X 线检查

1. 胸部 X 线摄片

必要时行消化道或泌尿系统 X 线检查，以便发现原发病灶。

2. 盆腔 X 线摄片

发现孤立钙化点，提示曾有盆腔淋巴结结核病灶。

3. 子宫输卵管碘油造影

可能见到下列征象：①宫腔呈不同形态和不同程度狭窄或变形，边缘呈锯齿状；②输卵管管腔有多个狭窄部分，呈典型串珠状或显示管腔细小而僵直；③在相当于盆腔淋巴结、输卵管、卵巢部位有钙化灶；④若碘油进入子宫一侧或两侧静脉丛，应考虑有子宫内膜结核的可能。子宫输卵管造影对生殖器结核的诊断帮助较大，但也有可能将输卵管管腔中的干酪样物质及结核菌带到腹腔，故造影前后应肌内注射链霉素及口服异烟肼等抗结核药物。

（三）腹腔镜检查

能直接观察子宫、输卵管浆膜面有无粟粒结节，并可取腹腔液行结核菌培养，或在病变处做活组织检查。做此项检查时应注意避免肠道损伤。

（四）结核菌检查

取月经血或宫腔刮出物或腹腔液作结核菌检查，常用方法：①涂片抗酸染色查找结核菌；②结核菌培养，此法准确，但结核菌生长缓慢，通常 1~2 个月才能得到结果；③分子生物学方法，如 PCR 技术，方法快速、简便，但可能出现假阳性；④动物接种，方法复杂，需时较长，难以推广。

（五）结核菌素试验

结核菌素试验阳性说明体内曾有结核分枝杆菌感染，若为强阳性说明目前仍有活动性病灶，但不能说明病灶部位，若为阴性一般情况下表示未有过结核分枝杆菌感染。

（六）γ-干扰素释放实验

是诊断结核病的新方法，其原理是当体内曾经受到结核杆菌抗原刺激而致敏的 T 淋巴细胞再次遇到同类抗原时能产生干扰素，可通过检测干扰素浓度或从单细胞水平检测分泌干扰素细胞数目来诊断肺结核及肺外结核，具有很高的敏感性和特异性。

（七）其他

白细胞计数不高，分类中淋巴细胞增多，不同于化脓性盆腔炎性疾病；活动期红细胞沉降率增快，但正常不能除外结核病变，这些实验室检查均为非特异性，只能作为诊断参考。

【鉴别诊断】

结核性盆腔炎性疾病应与盆腔炎性疾病后遗症、子宫内膜异位症、卵巢恶性肿瘤，尤其是卵巢上皮性癌鉴别，诊断困难时，可作腹腔镜检查或剖腹探查确诊。

【治疗】

采用抗结核药物治疗为主，休息营养为辅的治疗原则。

（一）抗结核药物治疗

抗结核药物治疗对 90% 女性生殖器结核有效。药物治疗应遵循早期、联合、规律、适量、全程的原则。采用异烟肼、利福平、乙胺丁醇及吡嗪酰胺等抗结核药物联合治疗 6~9 个月，可取得良好疗效。推荐两阶段短疗程药物治疗方案，前 2~3 个月为强化期，后 4~6 个月为巩固期。2010 年 WHO 结核病诊疗指南指出生殖器结核的抗结核药物的选择、用法、疗程参考肺结核病。常用的治疗方案：①强化期 2 个月，每日异烟肼、利福平、吡嗪酰胺及乙胺丁醇四种药物联合应用，后 4 个月巩固期每日连续应用异烟肼、利福平（简称 2HRZE/4H3R3）；或巩固期每周 3 次间歇应用异烟肼、利福平（2HRZE/4H3R3）。②强化期每日异烟肼、利福平、吡嗪酰胺、乙胺丁醇四种药联合应用 2 个月，巩固期每日应用异烟肼、利福平、乙胺丁醇连续 4 个月（2HRZE/4HRE）；或巩固期每周 3 次应用异烟肼、利福平、乙胺丁醇连续 4 个月（2HRZE/4H3R3E3）。第一个方案可用于初次治疗的患者，第二个方案多用于治疗失败或复发的患者。

（二）支持疗法

急性患者至少应休息 3 个月，慢性患者可以从事部分工作和学习，但要注意劳逸结合，加强营养，适当参加体育锻炼，增强体质。

（三）手术治疗

出现以下情况应考虑手术治疗：①盆腔包块经药物治疗后缩小，但不能完全消退；②治疗无效或治疗后又反复发作者，或难以与盆腹腔恶性肿瘤鉴别者；③盆腔结核形成较大的包块或较大的包裹性积液者；④子宫内膜结核严重，内膜破坏广泛，药物治疗无效者。为避免手术时感染扩散，提高手术后治疗效果，手术前后需应用抗结核药物治疗。手术范围根据患者年龄、病变部位而定，年龄大患者手术以全子宫及双侧附件切除术为宜；对年轻妇女应尽量保留卵巢功能；对病变局限于输卵管，而又迫切希望生育者，可行双侧输卵管切除术，保留卵巢及子宫。由于生殖器结核所致的粘连常较广泛而紧密，术前应做好肠道清洁准备，术时应注意解剖关系，避免损伤。

虽然生殖器结核经药物治疗取得良好疗效，但治疗后的妊娠成功率极低，对部分希望妊娠者，可行辅助生殖技术助孕。

第八章 子宫内膜异位症与子宫腺肌病

子宫内膜异位性疾病包括子宫内膜异位症和子宫腺肌病，两者均由具有生长功能的异位子宫内膜所致，临床上常可并存。但两者的发病机制及组织发生不尽相同，临床表现及其对卵巢激素的敏感性亦有差异。

第一节 子宫内膜异位症

子宫内膜组织（腺体和间质）出现在子宫体以外的部位时，称为子宫内膜异位症，简称内异症。异位内膜可侵犯全身任何部位，如脐、膀胱、肾、输尿管、肺、胸膜、乳腺，甚至手臂、大腿等处，但绝大多数位于盆腔脏器和壁腹膜，以卵巢、宫骶韧带最常见，其次为子宫及其他脏腹膜、阴道直肠隔等部位，故有盆腔子宫内膜异位症之称。由于内异症是激素依赖性疾病，在自然绝经和人工绝经（包括药物作用、射线照射或手术切除双侧卵巢）后，异位内膜病灶可逐渐萎缩吸收；妊娠或使用性激素抑制卵巢功能，可暂时阻止疾病发展。内异症在形态学上呈良性表现，但在临床行为学上具有类似恶性肿瘤的特点，如种植、侵袭及远处转移等。

【发病率】

流行病学调查显示，生育期是内异症的高发时段，其中76%在25~45岁，与内异症是激素依赖性疾病的特点相符合。有报道绝经后用激素补充治疗的妇女也有发病者。生育少、生育晚的妇女发病明显高于生育多、生育早者。近年来发病率呈明显上升趋势，与社会经济状况呈正相关，与剖宫产率增高、人工流产与宫腹腔镜操作增多有关，在慢性盆腔疼痛及痛经患者中的发病率为20%~90%，

25%~35%不孕患者与内异症有关，妇科手术中有5%~15%患者被发现有内异症存在。

【病因】

异位子宫内膜来源至今尚未阐明，目前关于内异症的来源主要有以下3种学说。

（一）种植学说

1921年，桑普森（Sampson）首次提出了种植学说，其传播途径主要包括：

1. 经血逆流

桑普森首先提出经期时子宫内膜腺上皮和间质细胞可随经血逆流，经输卵管进入盆腔，种植于卵巢和邻近的盆腔腹膜，并在该处继续生长、蔓延，形成盆腔内异症，也称为经血逆流学说，许多临床和实验资料均支持这一学说：①70%~90%妇女有经血逆流，在经血或早卵泡期的腹腔液中，均可见存活的内膜细胞；②先天性阴道闭锁或宫颈狭窄等经血排出受阻者发病率高；③动物实验能将经血中的子宫内膜移植于猕猴腹腔内存活生长，形成典型内异症。但该学说无法解释在多数生育期女性中存在经血逆流，但仅少数（10%~15%）女性发病，也无法解释盆腔外的内异症。

2. 淋巴及静脉播散

子宫内膜也可以通过淋巴及静脉向远处播散，发生异位种植。不少学者在光镜检查时发现盆腔淋巴管、淋巴结和盆腔静脉中有子宫内膜组织。临床上所见远离盆腔的器官，如肺、四肢皮肤、肌肉等发生内异症，可能就是内膜通过血行和淋巴播散的结果。但该学说无法说明子宫内膜如何通过静脉和淋巴系统，而盆腔外内异症的发病率又极低。

3. 医源性种植

剖宫产术后腹壁切口或分娩后会阴切口出现内异症，可能是手术时将子宫内膜带至切口直接种植所致。此途径在人猿实验中获得证实。

（二）体腔上皮化生学说

该学说由 19 世纪著名病理学家罗伯特·迈耶（Robert Meyer）提出。认为卵巢表面上皮、盆腔腹膜均由胚胎期具有高度化生潜能的体腔上皮分化而来，在受到持续卵巢激素或经血及慢性炎症的反复刺激后，能被激活转化为子宫内膜样组织。但目前仅有动物试验证实，小鼠卵巢表面上皮可经过 K-ms 激活途径直接化生为卵巢内异症病变。

（三）诱导学说

未分化的腹膜组织在内源性生物化学因素诱导下，可发展成为子宫内膜组织，种植的内膜可以释放化学物质诱导未分化的间充质形成子宫内膜异位组织。此学说是体腔上皮化生学说的延伸，在兔动物实验中已证实，而在人类尚无证据。

内异症的形成可能还与下列因素有关。

1. 遗传因素

内异症具有一定的家族聚集性，某些患者的发病可能与遗传有关。患者一级亲属的发病风险是无家族史者的 7 倍，人群研究发现单卵双胎姐妹中一方患有内异症时，另一方发生率可达 75%。此外，有研究发现内异症与谷胱甘肽转移酶、半乳糖转移酶和雌激素受体的基因多态性有关，提示该病存在遗传易感性。

2. 免疫与炎症因素

免疫调节异常在内异症的发生、发展各环节起重要作用，表现为免疫监视功能、免疫杀伤细胞的细胞毒作用减弱而不能有效清除异位内膜。研究发现，内异症与某些自身免疫性疾病如系统性红斑狼疮有关，患者的 IgG 及抗子宫内膜抗体明显增加；内异症也与亚临床腹膜炎有关，表现为腹腔液中巨噬细胞、炎性细胞因子、生长因子、促血管生成物质增加。

3. 其他因素

国内学者提出"在位内膜决定论"，认为在位子宫内膜的生物学特性是内异症发生的决定因素，局部微环境是影响因素。内异症患者在位子宫内膜的特性如粘附性、侵袭性、刺激形成血管的能力均强于非内异症患者的在位子宫内膜。环境因素也与内异症之间存在潜在联系。血管生成因素也可能参与内异症的发生，患者腹腔液中 VEGF 等血管生长因子增多，使盆腔微血管生长增加，易于异位内膜种植生长。

【病理】

内异症的基本病理变化为异位子宫内膜随卵巢激素变化而发生周期性出血，导致周围纤维组织增生和囊肿、粘连形成，在病变区出现紫褐色斑点或小泡，最终发展为大小不等的紫褐色实质性结节或包块。内异症根据发生的部位不同，分为不同病理类型。

（一）大体病理

1. 卵巢型内异症

卵巢最易被异位内膜侵犯，约80%病变累及一侧，累及双侧占50%。卵巢的异位内膜病灶分为两种类型。①微小病变型：位于卵巢浅表层的红色、蓝色或棕色等斑点或小囊，病灶只有数毫米大小，常导致卵巢与周围组织粘连，手术中刺破后有黏稠咖啡色液体流出。②典型病变型：又称囊肿型。异位内膜在卵巢皮质内生长，形成单个或多个囊肿，称为卵巢子宫内膜异位囊肿。囊肿表面呈灰蓝色，大小不一，直径多在 5cm 左右，大至 10~20cm。典型情况下，陈旧性血液聚集在囊内形成咖啡色黏稠液体，似巧克力样，俗称"卵巢巧克力囊肿"。因囊肿周期性出血，囊内压力增大，囊壁易反复破裂，破裂后囊内容物刺激腹膜发生局部炎性反应和组织纤维化，导致卵巢与邻近器官、组织紧密粘连，造成囊肿固定、不活动，手术时囊壁极易破裂。这种粘连是卵巢子宫内膜异位囊肿的临床特征之一，可借此与其他出血性卵巢囊肿相鉴别。

2. 腹膜型内异症

分布于盆腔腹膜和各脏器表面，以子宫骶骨韧带、直肠子宫陷凹和子宫后壁下段浆膜最为常见。在病变早期，病灶局部有散在紫褐色出血点或颗粒状散在结节。随病变发展，子宫后壁与直肠前壁粘连，直肠子宫陷凹变浅，甚至完全消失。输卵管内异症多累及管壁浆膜层，累及黏膜者较少。输卵管常与周围组织粘连，可因粘连和扭曲而影响其正常蠕动，严重者可致管腔不通，是内异症导致不孕的原因之一。腹膜型内异症亦分为二型：①色素沉着型：即典型的蓝紫色或褐色腹膜异位结节，术中较易辨认；②无色素沉着型：为异位内膜的早期病变，较色素沉着型更常见，也更具生长活性。表现形式多种多样，依其外观又可分为红色病变和白色病变。无色素沉着病灶发展成典型的病灶需 6~24 个月。

3. 深部浸润型内异症

指病灶浸润深度≥5mm 的内异症，累及部位包括宫骶韧带、直肠子宫陷凹、阴道穹隆、阴道直肠隔、直肠或者结肠壁等，也可侵犯至膀胱壁和输尿管。

4. 其他部位的内异症

包括瘢痕内异症（如腹壁切口、会阴切口等）以及其他少见的远处内异症，如肺、胸膜等部位的内异症。

（二）镜下检查

典型的异位内膜组织在镜下可见子宫内膜腺体、间质、纤维素及出血等成分。无色素型早期异位病灶一般可见到典型的内膜组织，但异位内膜反复出血后，这些组织结构可被破坏而难以发现，出现临床表现极典型而组织学特征极少的不一致现象，约占 24%。出血来自间质内血管，镜下找到少量内膜间质细胞即可确诊内异症。临床表现和术中所见很典型，即使镜下仅能在卵巢囊壁中发现红细胞或含铁血黄素细胞等出血证据，亦应视为内异症。肉眼正常的腹膜组织镜检时发现子宫内膜腺体及间质，称为镜下内异症，发生率 10%~15%。

异位内膜组织可随卵巢周期变化而有增殖和分泌改变，但其改变与在位子宫内膜并不一定同步，多表现为增殖期改变。

国内外文献报道子宫内膜异位症恶变的发生率在1%左右，主要与卵巢型内异症相关。但由于癌组织可能破坏原发的内异症病灶、病理取材不充分或病理报告不完全都可能导致诊断遗漏，故内异症恶变的准确发生率很可能被低估。内异症恶变的主要组织类型为透明细胞癌和子宫内膜样癌，其发生机制尚未明确。

【临床表现】

内异症的临床表现因人和病变部位的不同而多种多样，症状特征与月经周期密切相关。有25%患者无任何症状。

（一）症状

1. 下腹痛和痛经

疼痛是内异症的主要症状，典型症状为继发性痛经、进行性加重。疼痛多位于下腹、腰骶及盆腔中部，有时可放射至会阴部、肛门及大腿，常于月经来潮时出现，并持续至整个经期。疼痛严重程度与病灶大小不一定成正比，粘连严重的卵巢异位囊肿患者可能并无疼痛，而盆腔内小的散在病灶却可引起难以忍受的疼痛。少数患者可表现为持续性下腹痛，经期加剧。但有27%~40%患者无痛经，因此痛经不是内异症诊断的必需症状。

2. 不孕

内异症患者不孕率高达40%。引起不孕的原因复杂，如盆腔微环境改变影响精卵结合及运送、免疫功能异常导致抗子宫内膜抗体增加而破坏子宫内膜正常代谢及生理功能、卵巢功能异常导致排卵障碍和黄体形成不良等。此外，未破裂卵泡黄素化综合征（luteinized unruptured follicle syndrome，LUFS）在内异症患者中具有较高的发病率。中、重度患者可因卵巢、输卵管周围粘连而影响受精卵运输。

3. 性交不适

多见于直肠子宫陷凹有异位病灶或因局部粘连使子宫后倾固定者。性交时碰撞或子宫收缩上提而引起疼痛，一般表现为深部性交痛，月经来潮前性交痛最明显。

4. 月经异常

15%~30%患者有经量增多、经期延长或月经淋漓不尽或经前期点滴出血。可能与卵巢实质病变、无排卵、黄体功能不足或合并有子宫腺肌病和子宫肌瘤有关。

5. 其他特殊症状

盆腔外任何部位有异位内膜种植生长时，均可在局部出现周期性疼痛、出血和肿块，并出现相应症状。肠道内异症可出现腹痛、腹泻、便秘或周期性少量便血，严重者可因肿块压迫肠腔而出现肠梗阻症状；膀胱内异症常在经期出现尿痛和尿频，但多被痛经症状掩盖而被忽视；异位病灶侵犯和（或）压迫输尿管时，引起输尿管狭窄、阻塞，出现腰痛和血尿，甚至形成肾盂积水和继发性肾萎缩；手术瘢痕内异症患者常在剖宫产或会阴侧切术后数月至数年出现周期性瘢痕处疼痛和包块，并随时间延长而加剧。

除上述症状外，卵巢子宫内膜异位囊肿破裂时，可发生急腹痛。多发生于经期前后、性交后或其他腹压增加的情况，症状类似输卵管妊娠破裂，但无腹腔内出血。

（二）体征

卵巢异位囊肿较大时，妇科检查可扪及与子宫粘连的肿块。囊肿破裂时腹膜刺激征阳性。典型盆腔内异症双合诊检查时，可发现子宫后倾固定，直肠子宫陷凹、宫骶韧带或子宫后壁下方可扪及触痛性结节，一侧或双侧附件处触及囊实性包块，活动度差。病变累及直肠阴道间隙时，可在阴道后穹隆触及、触痛明显，或直接看到局部隆起的小结节或紫蓝色斑点。

【诊断】

生育期女性有继发性痛经且进行性加重、不孕或慢性盆腔痛，妇科检查扪及与子宫相连的囊性包块或盆腔内有触痛性结节，即可初步诊断为子宫内膜异位症。但临床上常需借助下列辅助检查。经腹腔镜检查的盆腔可见病灶和病灶的活组织病理检查是确诊依据，但病理学检查结果阴性并不能排除内异症的诊断。

（一）影像学检查

超声检查是诊断卵巢异位囊肿和膀胱、直肠内异症的重要方法，可确定异位囊肿位置、大小和形状，其诊断敏感性和特异性均在96%以上。囊肿呈圆形或椭圆形，与周围特别与子宫粘连，囊壁厚而粗糙，囊内有细小的絮状光点。因囊肿回声图像无特异性，不能单纯依靠超声图像确诊。盆腔 CT 及磁共振对盆腔内异症有诊断价值，但费用昂贵，不作为初选的诊断方法。

（二）血清 CA125 和人附睾蛋白 4（HE4）测定

血清 CA125 水平可能升高，重症患者更为明显，但变化范围很大，多用于重度内异症和疑有深部异位病灶者。但 CA125 在其他疾病如卵巢癌、盆腔炎性疾病中也可以出现升高，CA125 诊断内异症的敏感性和特异性均较低，不作为独立的诊断依据，但有助于监测病情变化、评估疗效和预测复发。HE4 在内异症多在正常水平，可用于与卵巢癌的鉴别诊断。

（三）腹腔镜检查

是目前国际公认的内异症诊断的最佳方法，除了阴道或其他部位可直视的病变外，腹腔镜检查是确诊盆腔内异症的标准方法。对在腹腔镜下见到大体病理所述的典型病灶或可疑病变进行活组织检查即可确诊。下列情况应首选腹腔镜检查：疑为内异症的不孕症患者、妇科检查及超声检查无阳性发现的慢性腹痛及痛经进行性加重者、有症状特别是血清 CA125 水平升高者。只有在腹腔镜检查或剖腹探查直视下才能确定内异症临床分期。

【鉴别诊断】

内异症易与下述疾病混淆，应予以鉴别。

（一）卵巢恶性肿瘤

早期无症状，有症状时多呈持续性腹痛、腹胀，病情发展快，一般情况差。超声图像显示包块为混合性或实性。血清 CA125 和 HE4 的表达水平多显著升高。腹腔镜检查或剖腹探查可鉴别。

（二）盆腔炎性包块

多有急性或反复发作的盆腔感染史，疼痛无周期性，平时亦有下腹部隐痛，可伴发热和白细胞增高等，抗生素治疗有效。

（三）子宫腺肌病

痛经症状与内异症相似，但多位于下腹正中且更剧烈，子宫多呈均匀性增大，质硬。经期检查时，子宫触痛明显。此病常与内异症并存。

【临床分期】

内异症的分期方法很多，目前我国多采用美国生育学会（AFS）提出的"修正子宫内膜异位症分期法"。该分期法于 1985 年最初提出，1997 年再次修正。内异症分期需在腹腔镜下或剖腹探查手术时进行，要求详细观察并对异位内膜的部位、数目、大小、粘连程度等进行记录，最后进行评分。该分期法有利于评估疾病严重程度、正确选择治疗方案、准确比较和评价各种治疗方法的疗效，并有助于判断患者的预后。

【治疗】

治疗内异症的根本目的是"缩减和去除病灶，减轻和控制疼痛，治疗和促进生育，预防和减少复发"。治疗方法应根据患者年龄、症状、病变部位和范围以及对生育要求等加以选择，强调治疗个体化。

（一）治疗方法

1. 药物治疗

治疗的目的是抑制卵巢功能，阻止内异症的发展。适用于有慢性盆腔痛、经期痛经症状明显、有生育要求及无卵巢囊肿形成患者。对较大的卵巢内膜异位囊肿，特别是卵巢包块性质未明者，宜采用手术治疗。

（1）非甾体类抗炎药（NSAID）。是一类不含糖皮质激素的抗炎、解热、镇痛药物，主要作用机制是通过抑制前列腺素的合成，减轻疼痛。用法：根据需要应用，间隔不少于 6 小时。副作用主要为胃肠道反应，偶有肝肾功能异常。长期应用要警惕胃溃疡的可能。

（2）口服避孕药。是最早用于治疗内异症的激素类药物，其目的是降低垂体促性腺激素水平，并直接作用于子宫内膜和异位内膜，导致内膜萎缩和经量减少。长期连续服用避孕药造成类似妊娠的人工闭经，称"假孕疗法"。适用于轻度内异症患者。临床上常用低剂量尚效孕激素和炔雌醇复合制剂，用法为每日 1 片，连续用 6~9 个月。副作用主要有恶心、呕吐，并警惕血栓形成风险。

（3）孕激素。单用人工合成高效孕激素，通过抑制垂体促性腺激素分泌，造成无周期性的低雌激素状态，并与内源性雌激素共同作用，造成高孕激素性闭经和内膜蜕膜化形成假孕。各种制剂疗效相近。所用剂量为避孕剂量 3~4 倍，连续应用 6 个月，如甲轻孕酮 30mg/d，副作用有恶心、轻度抑郁、水钠潴留、体重增加及阴道不规则点滴出血等。患者在停药数月后痛经缓解，月经恢复。

（4）孕激素受体拮抗剂。米非司酮与子宫孕酮受体的亲和力是孕酮的 5 倍，具有强抗孕激素作用，每日口服 25~100mg，造成闭经使病灶萎缩。副作用轻，无雌激素样影响，亦无骨质丢失危险，长期疗效有待证实。

（5）孕三烯酮。为 19-去甲睾酮甾体类药物，有抗孕激素、中度抗雌激素和抗性腺效应，也是一种假绝经疗法。每周用药两次，每次 2.5mg，于月经第 1 日开始服药，6 个月为 1 个疗程。治疗后 50%~100%患者发生闭经，症状缓解率达 95%以上。孕三烯酮与达那唑相比，疗效相近，但副作用较小，对肝功能影响较小且可逆，且用药量少、方便。

（6）达那唑。为合成的 17α-炔孕酮衍生物。抑制 FSH、LH 峰，抑制卵巢合成甾体激素，导致子宫内膜萎缩，出现闭经。因 FSH、LH 呈低水平，又称假绝经疗法。适用于轻度及中度内异症痛经明显的患者。用法：月经第 1 日开始口服 200mg，每日 2~3 次，持续用药 6 个月。若痛经不缓解或未闭经，可加至每日 4 次。疗程结束后约90%症状消失。停药后 4~6 周恢复月经及排卵。副作用有恶心、头痛、潮热、乳房缩小、体重增加、性欲减退、多毛、痤疮、皮脂增加、肌痛性痉挛等，一般能耐受。药物主要在肝脏代谢，已有肝功能损害不宜使用，也不适用于高血压、心力衰竭、肾功能不全者。

（7）促性腺激素释放激素激动剂（GnRH-a）。为人工合成的十肽类化合物，对 GnRH 受体的亲和力较天然 GnRH 高百倍，在短期促进垂体 LH 和 FSH 释放后持续抑制垂体分泌促性腺激素，导致卵巢激素水平明显下降，出现暂时性闭经，此疗法又称"药物性卵巢切除"。目前常用的 GnRH-a 类药物有：亮丙瑞林 3.75mg，月经第 1 日皮下注射后，每隔 28 日注射 1 次，共 3~6 次；戈舍瑞林 3.6mg，用法同前。用药后一般第 2 个月开始闭经，可使痛经缓解，停药后在短期内排卵可恢复。副作用主要有潮热、阴道干燥、性欲减退和骨质丢失等绝经症状，停药后多可消失。但骨质丢失需时 1 年才能逐渐恢复正常。因此在应用 GnRH-a 3~6 个月时可以酌情给予反向添加治疗提高雌激素水平，预防低雌激素状态相关的血管症状和骨质丢失的发生，如妊马雌酮 0.625mg 加甲羟孕酮 2mg，每日 1 次或替勃龙 1.25mg/d。

2. 手术治疗

治疗的目的是切除病灶、恢复解剖。适用于药物治疗后症状不缓解、局部病变加剧或生育功能未恢复者、较大的卵巢内膜异位囊肿者。腹腔镜手术是首选的手术方法，目前认为腹腔镜确诊、手术+药物为内异症的"金标准"治疗。手术方式有：

（1）保留生育功能手术。切净或破坏所有可见的异位内膜病灶、分离粘连、恢复正常的解剖结构，但保留子宫、一侧或双侧卵巢，至少保留部分卵巢组织。

适用于药物治疗无效、年轻和有生育要求的患者。术后复发率约40%，因此术后宜尽早妊娠或使用药物以减少复发。

（2）保留卵巢功能手术。切除盆腔内病灶及子宫，保留至少一侧或部分卵巢。适用于Ⅲ、Ⅳ期患者、症状明显且无生育要求的45岁以下患者。术后复发率约5%。

（3）根治性手术。将子宫、双附件及盆腔内所有异位内膜病灶予以切除和清除，适用于45岁以上重症患者。术后不用雌激素补充治疗者，几乎不复发。

（二）内异症不同情况的处理

1. 内异症相关疼痛

（1）未合并不孕及无附件包块者，首选药物治疗。一线药物包括：非甾体类抗炎药、口服避孕药及高效孕激素。二线药物包括GnRH-a、左炔诺孕酮宫内缓释系统（LNG-IUS）。一线药物治疗无效改二线药物，若依然无效，应考虑手术治疗。所有的药物治疗都存在停药后疼痛的高复发率。

（2）合并不孕或附件包块者，首选手术治疗。手术指征：①卵巢子宫内膜异位囊肿直径≥4cm；②合并不孕；③痛经药物治疗无效。手术以腹腔镜为首选。但手术后症状复发率较高，年复发率高达10%。故手术后应辅助药物治疗并长期管理。可根据病情选择一线或二线药物用于术后治疗，以减少卵巢子宫内膜异位囊肿和疼痛复发，但停药后症状常会很快再出现。

不建议术前药物治疗。但对病变较重、估计手术困难者，术前可短暂应用GnRH-a3个月，以减少手术难度，提高手术的安全性。

2. 内异症相关不孕

对于内异症合并不孕患者首先按照不孕的诊疗路径进行全面的不孕症检查，排除其他不孕因素。单纯药物治疗对自然妊娠无效。腹腔镜是首选的手术治疗方式。年轻、轻中度者，术后可期待自然妊娠6个月，并给予生育指导；有高危因素者（年龄在35岁以上、不孕年限超过3年，尤其是原发性不孕者；重度内异症、盆腔粘连、病灶切除不彻底者；输卵管不通者），应积极行辅助生殖技术助孕。

3. 内异症恶变

主要恶变部位在卵巢，其他部位少见。临床有以下情况应警惕内异症恶变：①绝经后内异症患者，疼痛节律改变；②卵巢囊肿直径>10cm；③影像学检查有恶性征象；④血清 CA125 水平>200U/ml。治疗应循卵巢癌的治疗原则，预后一般比非内异症恶变的卵巢癌好。

【预防】

内异症病因不明确、多因素起作用，并且其组织学发生复杂，因此预防作用有限，主要注意以下几点以减少其发病：

（一）防止经血逆流

及时发现并治疗引起经血潴留的疾病，如先天性梗阻性生殖道畸形和继发性宫颈粘连、阴道狭窄等。

（二）药物避孕

口服避孕药可抑制排卵、促使子宫内膜萎缩，降低内异症的发病风险，对有高发家族史、容易带器妊娠者，可以选择。

（三）防止医源性异位内膜种植

尽量避免多次的宫腔手术操作。进入宫腔内的手术，缝合子宫壁时避免缝线穿过子宫内膜层，手术结束后应冲洗腹壁切口。月经前禁作输卵管通畅试验，以免将内膜碎屑推入腹腔。宫颈及阴道手术不宜在经前进行，以避免经血中内膜碎片种植于手术创面。人工流产吸宫术时，宫腔内负压不宜过高，避免突然将吸管拔出。

第二节　子宫腺肌病

当子宫内膜腺体及间质侵入子宫肌层时，称子宫腺肌病。多发生于 30~50 岁经产妇，约 15% 同时合并内异症，约半数合并子宫肌瘤。虽对尸检和因病切除的子宫作连续切片检查，发现 10%~47% 子宫肌层中有子宫内膜组织，但其中 35% 无临床症状。子宫腺肌病与子宫内膜异位症病因不同，但均受雌激素的调节。

【病因】

子宫腺肌病患者部分子宫肌层中的内膜病灶与宫腔内膜直接相连，故认为是由基底层子宫内膜侵入肌层生长所致，多次妊娠及分娩、人工流产、慢性子宫内膜炎等造成子宫内膜基底层损伤，与腺肌病发病密切相关。由于内膜基底层缺乏黏膜下层，内膜直接与肌层接触，使得在解剖结构上子宫内膜易于侵入肌层。腺肌病常合并有子宫肌瘤和子宫内膜增生，提示高水平雌孕激素刺激，也可能是促进内膜向肌层生长的原因之一。

【病理】

异位内膜在子宫肌层多呈弥漫性生长，累及后壁居多，故子宫呈均匀性增大，前后径增大明显，呈球形，一般不超过 12 周妊娠子宫大小。剖面见子宫肌壁显著增厚且硬，无旋涡状结构，于肌壁中见粗厚肌纤维带和微囊腔，腔内偶有陈旧血液。少数腺肌病病灶呈局限性生长形成结节或团块，似肌壁间肌瘤，称为子宫腺肌瘤。因局部反复出血导致病灶周围纤维组织增生所致，故与周围肌层无明显界限，手术时难以剥除。镜下特征为肌层内有呈岛状分布的异位内膜腺体及间质，特征性的小岛由典型的子宫内膜腺体与间质组成，且为不成熟的内膜，属基底层内膜，对雌激素有反应性改变，但对孕激素无反应或不敏感，故异位腺体常呈增殖期改变，偶尔见到局部区域有分泌期改变。

【临床表现】

主要症状是经量过多、经期延长和逐渐加重的进行性痛经，疼痛位于下腹正中，常于经前 1 周开始，直至月经结束。有 35% 患者无典型症状，子宫腺肌病患者中月经过多发生率为 40%~50%，表现为连续数个月经周期中月经量增多，一般大于 80ml，并影响女性身体、心理、社会和经济等方面的生活质量。月经过多主要与子宫内膜面积增加、子宫肌层纤维增生使子宫肌层收缩不良、子宫内膜增生等因素有关。子宫腺肌病痛经的发生率为 15%~30%。妇科检查子宫呈均匀增大或有局限性结节隆起，质硬且有压痛，经期压痛更甚。无症状者有时与子宫肌瘤不易鉴别。

【诊断】

可依据典型的进行性痛经和月经过多史、妇科检查子宫均匀增大或局限性隆起、质硬且有压痛而作出初步诊断。影像学检查有一定帮助，可酌情选择，确诊取决于术后的病理学检查。

【治疗】

应视患者症状、年龄和生育要求而定。目前无根治性的有效药物，对于症状较轻、有生育要求及近绝经期患者可试用达那唑、孕三烯酮、GnRH-a 或左炔诺孕酮宫内缓释系统（LNG-IUS）治疗，均可缓。解症状，但需要注意药物的副作用，并且停药后症状可复现。在 GnRH-a 治疗时应注意患者骨丢失的风险，可以给予反向添加治疗和钙剂补充。年轻或希望生育的子宫腺肌瘤患者，可试行病灶切除术，但术后有复发风险。对症状严重、无生育要求或药物治疗无效者，应行全子宫切除术。是否保留卵巢，取决于卵巢有无病变和患者年龄。

参考文献

[1]　尚红，王毓三，申子瑜．全国临床检验操作规程［M］．4版．中华人民共和国国家卫生和计划生育委员会医政医管司．北京：人民卫生出版社，2015．

[2]　中华人民共和国卫生部．血细胞分析参考区间：WS/T 405—2012，北京：中国标准出版社，2012．

[3]　中华人民共和国卫生部．临床常用生化检验项目参考区间 第1部分：血清丙氨酸氨基转移酶、天门冬氨酸氨基转移酶、碱性磷酸酶和γ-谷氨酰基转移酶：WS/T 404.1—2012．北京：中国标准出版社，2012．

[4]　中华人民共和国卫生部．临床常用生化检验项目参考区间 第2部分：血清总蛋白、白蛋白：WS/T 404.2—2012．北京：中国标准出版社，2012．

[5]　中华人民共和国卫生部．临床常用生化检验项目参考区间 第3部分：血清钾、钠、氯：WS/T 404.3—2012．北京：中国标准出版社，2012．

[6]　中华人民共和国国家卫生和计划生育委员会．临床常用生化检验项目参考区间 第5部分：血清尿素、肌酐：WS/T 404.5—2015．北京：中国标准出版社，2015．

[7]　中华人民共和国国家卫生和计划生育委员会．临床常用生化检验项目参考区间 第6部分：血清总钙、无机磷、镁、铁：WS/T 404.6—2015．北京：中国标准出版社，2015．

[8]　中华人民共和国国家卫生和计划生育委员会．临床常用生化检验项目参考区间 第7部分：血清乳酸脱氢酶、肌酸激酶：WS/T 404.7—2015．北京：中国标准出版社，2015．